国家卫生和计划生育委员会"十二五"规划教材

全国中等卫生职业教育配套教材

供助产专业用

产科学基础学习指导

主　编　吴晓琴　翟向红

副主编　韩清晓　李民华

编　者（以姓氏笔画为序）

王雅芳（内蒙古呼伦贝尔市卫生学校）

李民华（首都铁路卫生学校）

杨高原（山东省临沂卫生学校）

吴晓琴（辽宁省锦州市卫生学校）

谷春杰（辽宁省锦州市卫生学校）

韩清晓（河南省濮阳市卫生学校）

翟向红（山东省临沂卫生学校）

薛光辉（河南省濮阳市卫生学校）

U0245338

人民卫生出版社

图书在版编目（CIP）数据

产科学基础学习指导/吴晓琴,翟向红主编. —北京:人民卫生出版社,2015

ISBN 978-7-117-21815-3

Ⅰ.①产… Ⅱ.①吴… ②翟… Ⅲ.①产科学-中等专业学校-学习参考资料 Ⅳ.①R714

中国版本图书馆 CIP 数据核字（2015）第 284850 号

| 人卫智网 | www.ipmph.com | 医学教育、学术、考试、健康，购书智慧智能综合服务平台 |
| 人卫官网 | www.pmph.com | 人卫官方资讯发布平台 |

产科学基础学习指导

主　　编：吴晓琴　翟向红

出版发行：人民卫生出版社（中继线 010-59780011）

地　　址：北京市朝阳区潘家园南里 19 号

邮　　编：100021

E - mail：pmph @ pmph. com

购书热线：010-59787592　010-59787584　010-65264830

印　　刷：北京铭成印刷有限公司

经　　销：新华书店

开　　本：787×1092　1/16　　印张：7

字　　数：175 千字

版　　次：2016 年 1 月第 1 版　2021 年 8 月第 1 版第 3 次印刷

标准书号：ISBN 978-7-117-21815-3

定　　价：15. 00 元

打击盗版举报电话：010-59787491　E-mail：WQ @ pmph. com

质量问题联系电话：010-59787234　E-mail：zhiliang @ pmph. com

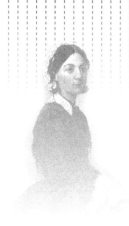

前　言

　　《产科学基础学习指导》是人民卫生出版社出版的全国中等卫生职业教育助产专业"十二五"规划教材《产科学基础》的配套教材。该配套教材是为适应国家中等职业教育改革和发展的需要,在全国卫生职业教育教学指导委员会统一规划和指导下,按照教育部颁发的《中等职业学校专业教学标准(试行)》进行编写的。

　　本教材内容按主教材章节顺序进行编写。每章均包括学习小结、重点难点解析、护考练习题,并在书后附有练习题参考答案。学习小结概括每章学习内容,使学生明确学习目标;重点难点解析按每章节进行浓缩精编,概括、提炼及解析重要知识点和疑难知识点,以便帮助学生更好地理解和把握学习目标;护考练习题依据教学大纲要求及国家执业护士考试方向进行编写,均以 A 型题呈现,重要知识点多以临床病例叙述的形式出题,可用于师生在教学中随学随测,边学边练,以利于提高学生对知识点的把握和理论与实践相结合的应用能力。

　　本教材的编写宗旨是为在产科学基础课程的教学中,针对教师如何教、学生如何学提供帮助及指导,也可为学生参加国家执业护士考试提供参考。限于编者水平及在临床实践的局限性,本教材的内容及编排难免有所疏漏及不足,敬请使用本教材的师生提出宝贵意见,以便今后修正改进。

吴晓琴　瞿向红

2015 年 12 月

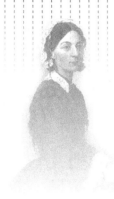

目 录

第一章　女性生殖系统解剖

【学习小结】

本章讲授的是关于女性生殖系统解剖的内容。共分为六节:第一节外生殖器;第二节内生殖器;第三节血管、神经及淋巴;第四节骨盆;第五节骨盆底;第六节内生殖器的邻近器官。

【重点难点解析】

第一节　外生殖器

女性外生殖器又称外阴,指生殖器官外露部分,位于两股内侧间,前为耻骨联合,后为会阴。

外生殖器包括阴阜、大阴唇、小阴唇、阴蒂、阴道前庭。青春期阴阜开始生长阴毛,为女性第二性征之一。大阴唇含丰富的血管,局部外伤时易出血形成血肿。小阴唇神经末梢丰富,极敏感。阴蒂有勃起性,极其敏感。前庭大腺位于大阴唇后部,阴道口两侧。正常情况下触及不到此腺,感染时易致腺管口堵塞,形成囊肿或脓肿。

第二节　内生殖器

(一)阴道

为性交器官、排出经血、娩出胎儿的通道。阴道横行皱襞多,有较大伸展性。阴道上宽下窄,前后壁相贴,上端环绕宫颈形成阴道穹隆,后穹隆最深,顶端为子宫直肠陷凹,是腹腔的最低部位,也是某些疾病诊断或手术的途径。阴道黏膜为复层鳞状上皮,无腺体,受卵巢激素的影响发生周期性变化。阴道壁富有静脉丛,损伤后易出血或形成血肿。

(二)子宫

1. 功能　产生月经、孕育胚胎及胎儿的器官,分娩时子宫收缩促使胎儿及附属物娩出。

2. 解剖结构　子宫位于骨盆腔中央,前与膀胱,后与直肠相邻。站立时子宫大多呈前倾前屈位,成年妇女的子宫长 7~8cm,宽 4~5cm,厚 2~3cm,重约50g,容积约 5ml。成年妇女宫体与宫颈之比为2:1,婴儿期为1:2,老年期为1:1。在子宫体与子宫颈之间缩窄变细的部分,称为子宫峡部,非孕时长约1cm,妊娠期逐渐伸长可达 7~10cm,形成子宫下段。子宫峡部上端为解剖学内口,下端为组织学内口。子宫颈外口未产妇呈圆形,经产妇受分娩影响形成横裂。

3. 组织结构

（1）子宫体

1）子宫内膜层：内膜表面2/3为功能层（包括致密层与海绵层），青春期后受卵巢激素的影响，发生周期性变化。靠近肌层的1/3为基底层，无周期性变化，但可修复功能层。

2）子宫肌层：较厚，分3层：外层纵行、内层环行、中层交叉排列，血管贯穿其中，肌肉收缩时压迫血管，可有效地制止子宫出血。

3）子宫浆膜层：为覆盖子宫底及子宫体前后面的脏腹膜，与肌层紧贴。

（2）子宫颈：主要由结缔组织构成。子宫颈管黏膜上皮为单层高柱状上皮，有腺体，分泌碱性黏液。子宫颈阴道部表面为复层鳞状上皮覆盖。子宫颈外口柱状上皮与鳞状上皮的交界处是宫颈癌的好发部位。

（3）子宫韧带

1）圆韧带：起自两侧子宫角的前面，向前外侧走行达两侧骨盆壁后，穿过腹股沟管终止于大阴唇的前端。其作用是维持子宫呈前倾位。

2）阔韧带：为子宫两侧呈翼状的双层腹膜皱襞，由覆盖子宫前后壁的腹膜自子宫两侧延伸达盆壁而成，维持子宫于盆腔正中位。子宫动静脉和输尿管均从阔韧带基底部穿过。

3）主韧带：在阔韧带的下缘，横行于子宫颈两侧和骨盆侧壁间。其作用是维持子宫颈位置、防止子宫下垂。

4）宫骶韧带：起自于子宫颈的侧后方，向两侧绕过直肠终止于第2、3骶椎前面的筋膜。间接维持子宫前倾位。

（三）输卵管

全长8~14cm。由内向外分为间质部（管腔最窄）、峡部、壶腹部（正常受精部位）、伞部。输卵管黏膜层由单层高柱状上皮覆盖，部分上皮有纤毛。

（四）卵巢

可产生与排出卵子，并分泌性激素的器官。育龄期妇女卵巢大小约4cm×3cm×1cm，重约5~6g，呈灰白色。卵巢表面无腹膜，由单层立方上皮覆盖，称生发上皮。上皮的深面有一层致密的纤维组织，称卵巢白膜。再往内为卵巢实质，卵巢皮质里含有数以万计的始基卵泡，髓质在中央，无卵泡，含有疏松的结缔组织及丰富的血管、淋巴管、神经及少量的平滑肌纤维。

第三节 血管、神经及淋巴

一、血管

（一）动脉

子宫动脉、阴部动脉及阴部内动脉均起自于髂内动脉，卵巢动脉自腹主动脉分出（左侧可来自左肾动脉）。

（二）静脉

盆腔静脉与同名动脉伴行，但数目比动脉多，并在相应器官及其周围形成静脉丛，且相互吻合，使盆腔静脉感染容易蔓延。

二、神经

女性外生殖器主要由阴部神经支配,走行与阴部内动脉途径相同。在坐骨结节的内下方分成3支:会阴神经、阴蒂背神经及肛门神经(又称痔下神经),分布于会阴、阴唇及肛门周围。临床上行阴部手术时,常需作阴部神经阻滞麻醉,以达到止痛目的。

女性内生殖器主要由交感神经和副交感神经支配。但子宫平滑肌有自主节律活动,完全切除其神经后仍能有节律性收缩,还能完成分娩活动。临床上可见低位截瘫的产妇仍能自然分娩。

三、淋巴

分为外生殖器淋巴和盆腔淋巴两组。外生殖器淋巴包括腹股沟浅淋巴及腹股沟深淋巴;盆腔淋巴分为髂淋巴组、骶前淋巴组、腰淋巴组。

第四节 骨 盆

一、骨盆的组成与骨性标志

(一)骨盆的组成

骨骼组成:骨盆由骶骨、尾骨及左右两块髋骨组成。每块髋骨又是由髂骨、坐骨和耻骨融合而成;骶骨由5~6块骶椎融合而成;尾骨由4~5块尾椎合成。骨盆的关节:包括耻骨联合、骶髂关节和骶尾关节。两对重要韧带:骶结节韧带、骶棘韧带。

(二)骨盆的骨性标志

有骶骨岬、坐骨棘(衡量胎先露部下降程度的重要标志)、耻骨弓(正常90°~100°)、坐骨结节、髂嵴(髂嵴、髂前上棘、髂后上棘是骨盆外测量的重要依据点)。

二、骨盆的分界

以耻骨联合上缘、两侧髂耻缘及骶骨岬上缘的连线为界,将骨盆分为上、下两部分。分界线之上称假骨盆(大骨盆),分界线之下称真骨盆(小骨盆),是胎儿娩出的骨产道。

三、骨盆的类型

根据骨盆形状,分为4种类型:女型(最常见)、扁平型、类人猿型、男型(最少见)。

第五节 骨 盆 底

骨盆底分三层:外层由会阴浅筋膜及3对肌肉(球海绵体肌、坐骨海绵体肌、会阴浅横肌)及一括约肌(肛门外括约肌)组成。中层为泌尿生殖膈,由上下两层坚韧的筋膜及其间的一对会阴深横肌和尿道括约肌组成。内层是骨盆底最坚韧的一层,由肛提肌及其外面各覆的一层筋膜组成。在骨盆底肌肉中,肛提肌起最重要的支持作用。

会阴有广义与狭义之分。广义的会阴是指封闭骨盆出口的所有软组织。狭义的会阴是指位于阴道口和肛门之间的楔形软组织,厚3~4cm,又称为会阴体。会阴伸展性大,妊娠后期会阴组织变软,有利于分娩。分娩时受压变薄,需注意保护会阴,避免发生撕裂伤。

第六节 内生殖器的邻近器官

内生殖器的邻近器官有尿道、膀胱、输尿管、直肠和阑尾。输尿管在子宫颈外侧约 2cm 处,在子宫动脉的后下方与之交叉,然后向前向内进入膀胱。

【护考练习题】

1. 下列**不属于**女性内生殖器官的是
   A. 输卵管 B. 阴道 C. 阴蒂
   D. 卵巢 E. 子宫

2. 关于阴道,下列正确的是
   A. 阴道后壁比前壁短 B. 阴道前后壁相贴
   C. 黏膜为单层柱状上皮 D. 阴道黏膜有腺体
   E. 黏膜受性激素影响不大

3. 下列**不是**子宫的功能的是
   A. 形成月经 B. 产生性激素 C. 孕育胎儿
   D. 娩出胎儿 E. 精子进入输卵管的通道

4. 未生育妇女的子宫大小及宫腔容积应是
   A. 7cm×5cm×3cm,容量 12ml B. 8cm×5cm×3cm,容量 10ml
   C. 6cm×4cm×3cm,容量 3ml D. 7cm×5cm×3cm,容量 5ml
   E. 9cm×6cm×4cm,容量 7ml

5. 有关子宫形态的描述,**错误**的是
   A. 呈前后略扁的倒置梨形
   B. 重约 50g,容量约 5ml,长 7~8cm,宽 4~5cm,厚 2~3cm
   C. 宫体与宫颈的比例因年龄而异,婴儿期为 1∶1,成年为 2∶1
   D. 已产妇的宫颈外口受分娩影响形成横裂,而分为前唇和后唇
   E. 宫腔为上宽下窄的三角形,两侧通输卵管,尖端朝下通宫颈管

6. 子宫的解剖部位**错误**的是
   A. 子宫位于盆腔的中央 B. 宫底位于骨盆入口平面以下
   C. 宫颈外口在坐骨棘水平以上 D. 宫体、宫颈和阴道在一直线上
   E. 子宫为空腔脏器

7. 关于子宫峡部正确的是
   A. 指子宫体与子宫颈之间最狭窄的部分
   B. 峡部下端为解剖学内口
   C. 峡部黏膜为高柱状上皮
   D. 非孕妇女长约 3cm
   E. 成年妇女的子宫峡部又称子宫下段

8. 子宫峡部的上端是
   A. 组织学外口 B. 组织学内口 C. 解剖学内口

    D. 解剖学外口   E. 鳞柱状上皮交界处

9. 月经来潮后子宫内膜再生来自

    A. 致密层   B. 海绵层   C. 基底层

    D. 功能层   E. 肌层

10. 直接保持子宫前倾位置的韧带是

    A. 圆韧带   B. 阔韧带   C. 子宫骶骨韧带

    D. 主韧带   E. 骨盆漏斗韧带

11. 从子宫颈至骨盆侧壁的韧带是

    A. 圆韧带   B. 阔韧带   C. 主韧带

    D. 骨盆漏斗韧带   E. 宫骶韧带

12. 关于生殖器解剖的叙述**错误**的是

    A. 子宫颈阴道部为复层鳞状上皮覆盖

    B. 阴道黏膜由复层鳞状上皮覆盖,无腺体

    C. 宫颈管黏膜为单层高柱状上皮覆盖,有腺体

    D. 子宫峡部黏膜与宫颈黏膜相同

    E. 宫颈外口鳞-柱状上皮交界处为宫颈癌的好发部位

13. 输卵管解剖结构由内向外依次为

    A. 壶腹部、间质部、峡部、伞部   B. 间质部、壶腹部、峡部、伞部

    C. 间质部、峡部、壶腹部、伞部   D. 峡部、间质部、壶腹部、伞部

    E. 峡部、壶腹部、伞部、间质部

14. 关于卵巢,下列说法正确的是

    A. 为一扁圆形的性腺器官,可产生卵子和性激素

    B. 皮质内无卵泡

    C. 髓质有大量的卵泡

    D. 血管、神经和淋巴位于皮质中

    E. 表面有腹膜覆盖

15. 卵巢表面覆盖有

    A. 浆膜   B. 生发上皮   C. 卵巢白膜

    D. 卵巢皮质   E. 结缔组织

16. 女性内、外生殖器官的血液供应来源于

    A. 卵巢动脉、子宫动脉、阴道动脉、腹壁下动脉

    B. 卵巢动脉、子宫动脉、阴道动脉、阴部内动脉

    C. 卵巢动脉、子宫动脉、阴道动脉、髂外动脉

    D. 卵巢动脉、子宫动脉、阴道动脉、外阴动脉

    E. 卵巢动脉、子宫动脉、阴道动脉、阴蒂动脉

17. 子宫动脉来自

    A. 髂内动脉   B. 髂外动脉   C. 腹主动脉

    D. 肾动脉   E. 阴道动脉

18. 卵巢动脉来自

    A. 髂外动脉   B. 髂内动脉   C. 腹主动脉

    D. 肾动脉　　　　　　　　E. 子宫动脉

19. 左侧卵巢动脉除可来自腹主动脉还可来自
    A. 髂外动脉　　　　　B. 髂内动脉　　　　　C. 腹主动脉
    D. 肾动脉　　　　　　E. 髂总动脉

20. 盆腔淋巴分为
    A. 髂内、髂外及髂总淋巴组　　　　B. 髂内、髂外、髂总及骶淋巴组
    C. 髂内、髂外及骶淋巴组　　　　　D. 髂淋巴组及骶淋巴组
    E. 髂淋巴组、骶淋巴组及腰淋巴组

21. 支配女性外生殖器的神经主要为
    A. 外阴神经　　　　　B. 阴部神经　　　　　C. 会阴神经
    D. 阴蒂背神经　　　　E. 痔下神经

22. 关于骨盆的组成,下列正确的是
    A. 骨盆由骶骨、尾骨和坐骨组成　　B. 骨盆由骶骨、尾骨和左右髋骨组成
    C. 骨盆由骶骨、耻骨和左右髋骨组成　D. 骨盆由髂骨和坐骨组成
    E. 骨盆由髂骨和骶骨组成

23. 骨盆的关节包括
    A. 耻骨联合与骶尾关节
    B. 耻骨联合与骶髂关节
    C. 耻骨联合、骶髂关节与骶尾关节
    D. 骶髂关节与骶尾关节
    E. 骶尾关节

24. 不在真假骨盆分界面的是
    A. 耻骨联合的上缘　　B. 坐骨棘　　　　　C. 双侧髂耻线
    D. 骶岬前缘　　　　　E. 髂耻隆突

25. 骨盆界线的组成应是
    A. 耻骨联合上缘、髂耻缘及骶岬中部的连线
    B. 耻骨联合下缘、髂耻缘及骶岬下缘的连线
    C. 耻骨联合上缘、髂嵴与骶岬下缘的连线
    D. 耻骨联合上缘、髂嵴与骶岬上缘的连线
    E. 耻骨联合上缘,髂耻缘与骶岬上缘的连线

26. 下列不是真骨盆主要标记的是
    A. 骶骨岬　　　　　　B. 坐骨棘　　　　　C. 耻骨弓
    D. 髂骨　　　　　　　E. 坐骨结节

27. 最常见的女性骨盆是
    A. 女型骨盆　　　　　B. 男型骨盆　　　　　C. 扁平型骨盆
    D. 类人猿型骨盆　　　E. 混合型骨盆

28. 维持子宫于正常位置,主要依靠
    A. 子宫韧带　　　　　　　　B. 子宫韧带及盆底组织支托
    C. 腹肌收缩力和膈肌收缩力　　D. 膀胱、直肠支托
    E. 会阴深横肌

29. 骨盆底的组成,下列**不正确**的是
    A. 骨盆底分内、中、外三层,中层又称泌尿生殖膈
    B. 盆膈由肛提肌及其筋膜组成,是支托盆腔内脏器官的最主要部分
    C. 泌尿生殖膈由两层筋膜及一对会阴深横肌组成
    D. 骨盆底外层包括肛门括约肌
    E. 会阴体不属于骨盆底组成部分

30. 下列**不属于**骨盆底外层的是
    A. 球海绵体肌　　　　B. 会阴浅横肌　　　　C. 会阴深横肌
    D. 坐骨海绵体肌　　　E. 肛门外括约肌

31. 支持盆底最主要的组织是
    A. 泌尿生殖膈　　　　B. 会阴体　　　　C. 会阴深横肌
    D. 肛提肌及其筋膜　　E. 会阴浅横肌

32. 关于会阴下述**错误**的是
    A. 分娩时会阴伸展性很小　　　　B. 指阴道口与肛门之间的软组织
    C. 内层为中心腱　　　　D. 会阴厚约3~4cm
    E. 由外向内逐渐变窄呈楔状

33. 下列**不是**女性内生殖器邻近器官的是
    A. 输尿管　　　　B. 膀胱　　　　C. 直肠
    D. 阑尾　　　　E. 乙状结肠

34. 某妇女,26岁。于2年前经阴道自然分娩一健康女婴,现前来妇科查体,其宫颈正常形状应是
    A. 圆形　　　　B. 横椭圆形　　　　C. 横裂状
    D. 纵椭圆形　　E. 梯形

35. 女,30岁。于高处取物时不慎摔下,呈骑跨式,伤及外阴部位,疼痛难忍。出现外阴血肿最易发生的部位在
    A. 小阴唇　　　　B. 大阴唇　　　　C. 阴阜部
    D. 阴蒂部　　　　E. 会阴部

（王雅芳）

第二章 女性生殖系统生理

【学习小结】

本章主要讲授女性卵巢的生殖功能、内分泌功能及在其调解下生殖系统各器官发生的相应生理变化。共分四节:第一节女性一生各阶段的生理特点;第二节卵巢的功能及周期性变化;第三节生殖器官的周期性变化及月经;第四节月经周期的调节。

【重点难点解析】

第一节 女性一生各阶段的生理特点

女性从胎儿形成到衰老是一个渐进的生理过程,根据其年龄和生殖内分泌的变化,分为7个阶段。

1. 胎儿期 正常女性胎儿的染色体为 46XX。胚胎 6 周后原始性腺开始分化,至 8~10周才出现卵巢的结构,以后两条副中肾管发育成为女性生殖道。

2. 新生儿期 出生后 4 周内称新生儿期。女性胎儿在子宫内受母体性激素影响,出生几日内可出现乳房略隆起或少量泌乳、阴道少量血性分泌物等生理现象,短期内即消失,无需特殊处理。

3. 儿童期 从出生 4 周到 12 岁左右称儿童期。表现为体格发育较快,但生殖器官仍为幼稚型。

4. 青春期 从月经初潮开始至生殖器官发育成熟的时期称青春期,世界卫生组织(WHO)规定为 10~19 岁。月经初潮是青春期的重要标志。但卵巢功能尚不健全,月经多不规律。

5. 性成熟期 又称生育期,是卵巢的生殖功能与内分泌功能最旺盛的时期,一般自 18岁左右开始,持续约 30 年左右。

6. 绝经过渡期 是卵巢功能开始衰退直至最后一次月经的时期。一般始于 40 岁,月经永久性停止称为绝经,我国妇女绝经的平均年龄为 49.5 岁。WHO 将卵巢功能开始衰退直至绝经后 1 年内的时期称围绝经期。

7. 绝经后期 指绝经后的生命时期。60 岁以后妇女机体逐渐老化进入老年期。

第二节 卵巢的功能及周期性变化

卵巢是女性的性腺,其主要功能有:①产生卵子并排卵的生殖功能;②产生性激素的内分泌功能。

（一）卵巢的周期性变化

1. 卵泡的发育及成熟　卵巢的基本生殖单位是始基卵泡。临近青春期,卵泡在促性腺激素作用下开始发育,形成生长卵泡。当发育至直径可达 18～20mm 左右时移向卵巢表面。在正常成年妇女的卵巢中,每月一般只有 1 个(偶有 2 个)卵泡发育成熟,其余的发育到某一阶段时则闭锁、萎缩。

2. 排卵　发育成熟的卵泡呈泡状突出于卵巢表面,卵细胞和它周围的卵丘颗粒细胞一起被排出即排卵。排卵多发生在下次月经来潮前 14 日左右。

3. 黄体形成和退化　排卵后,卵泡壁的卵泡颗粒细胞和卵泡内膜细胞向内侵入,周围由结缔组织的卵泡外膜包围,共同形成黄体。排卵后如果卵子受精,则黄体将继续发育并将维持其功能达 10 周左右,称妊娠黄体。若卵子未受精,在排卵后 9～10 日开始退化,正常排卵周期黄体寿命为 12～16 日,平均 14 日。

（二）卵巢的内分泌功能

卵巢主要分泌雌激素、孕激素及少量雄激素,均为甾体激素。

1. 雌激素　雌激素主要由发育中的颗粒细胞、卵泡内膜细胞和排卵后的黄体细胞产生,所以在卵泡开始发育的过程中,雌激素的分泌逐渐增加,至排卵前形成高峰;排卵后下降,黄体形成又开始分泌雌激素使之又逐渐上升,排卵后 7～8 日黄体成熟时,形成第二高峰。

2. 孕激素　卵泡期卵泡不分泌孕激素,排卵后黄体分泌孕激素并逐渐增加,至排卵后 7～8 日黄体成熟时,分泌量达最高峰,以后逐渐下降,到月经来潮时降至卵泡期水平。

3. 雌激素与孕激素的生理作用

（1）雌激素

1）促使子宫发育,增加子宫肌对缩宫素的敏感性;使子宫内膜呈增殖期改变;使宫颈口松弛、扩张,分泌透明稀薄黏液,便于精子通过。

2）促进输卵管肌层的发育,加强输卵管节律性蠕动。

3）促使阴道上皮细胞增生角化,糖原增加。

4）促使乳腺管增生,乳头、乳晕着色,促使女性第二性征发育。

5）促使钠和水的潴留;降低胆固醇;促进钙盐沉积;加速骨骺端的闭合。

6）对下丘脑、垂体有正、负两种反馈。

（2）孕激素

1）使子宫肌纤维松弛,抑制子宫收缩,降低对缩宫素的敏感性;使增生的子宫内膜出现分泌现象;使宫颈口闭合,宫颈黏液变得黏稠,量少,精子不易通过。

2）抑制输卵管的节律性蠕动。

3）使阴道上皮细胞角化现象消失并加快脱落。

4）在雌激素作用基础上促使乳腺腺泡的发育。

5）促使体内钠和水的排出。

6）使基础体温可升高 0.3～0.5℃。

7）对下丘脑、垂体,只有负反馈。

孕激素与雌激素既有拮抗作用又有协同作用。在促进女性生殖器和乳房的发育方面具有协同作用,而在子宫内膜、子宫肌收缩、输卵管蠕动、宫颈黏液变化、阴道上皮细胞角化及脱落以及水、钠代谢方面又是相互拮抗的。

4. 雄激素　女性体内的雄激素主要来自肾上腺,少量来自卵巢。雄激素是合成雌激素的前体,促进阴毛、腋毛的生长,促进蛋白质合成,促进肌肉和骨骼的发育。

第三节　生殖器官的周期性变化及月经

月经周期中,随着卵巢分泌的雌、孕激素的周期性变化,生殖器官也发生周期性变化,其中子宫内膜的变化最为显著。

（一）子宫内膜的周期性变化

1. 增殖期　月经周期的第5～14日,相当于卵泡发育至成熟阶段。
2. 分泌期　月经周期的第15～28日,相当于排卵后黄体发育成熟阶段。
3. 月经期　月经周期的第1～4日。黄体萎缩,体内孕激素、雌激素水平降低,月经来潮。内膜的基底层随即开始增生,形成新的内膜。故月经期实际上是一个周期的结束,也是下一周期的开始。

（二）月经

在生殖内分泌系统的调节下,子宫内膜发生周期性的脱落及出血,称为月经。

1. 月经血的特征　月经血呈暗红色,除血液外,尚含有子宫内膜碎片、宫颈黏液及脱落的阴道上皮细胞等。其主要特点是不凝固,偶尔亦有些小凝块。

2. 正常月经的临床表现　第一次月经来潮,称为初潮。初潮年龄约在11～15岁,多数为13～14岁之间。两次月经第1天的间隔时间,称为月经周期。一般为21～35日,平均28日。月经持续的时间称为经期,一般为2～8日,多为4～6日。一次月经的总失血量为经量,正常经量约为20～60ml,超过80ml为月经过多。

第四节　月经周期的调节

月经周期的调节是一个复杂的过程,主要涉及下丘脑、垂体和卵巢。下丘脑、垂体与卵巢之间相互调节、相互影响,形成完整而又协调的神经内分泌系统,称为下丘脑-垂体-卵巢轴。此轴的活动受到大脑高级中枢的影响,而其他内分泌腺与月经也有关系。

1. 卵泡期　上一周期的黄体萎缩后,雌、孕激素的水平降至最低,对下丘脑和垂体的抑制解除,下丘脑开始产生促性腺激素释放激素（GnRH）,通过丘脑下部与垂体之间的门脉系统进入垂体前叶,使之分泌卵泡刺激素（FSH）,FSH使卵巢内的卵泡发育成长,并分泌愈来愈多的雌激素,雌激素促使子宫内膜增生。随着雌激素的逐渐增加,其对下丘脑和垂体产生的负反馈作用增强,使FSH的分泌减少,但促进促黄体生成素（LH）的分泌。接近成熟时的卵泡分泌的雌激素达到200pg/ml,并持续48小时,即对下丘脑和垂体产生正反馈作用,形成LH和FSH峰,两者协同作用,促使成熟卵泡排卵。

2. 黄体期　排卵后LH和FSH急剧下降,在少量LH和FSH协同作用下,黄体形成并逐渐发育成熟。其中黄体细胞主要分泌孕激素,也分泌雌激素,孕激素使增生的内膜转入到分泌期变化。排卵后7～8日为成熟黄体期,孕激素的分泌达到高峰,雌激素亦达到又一高峰。大量孕、雌激素对下丘脑及垂体产生共同负反馈作用,使垂体LH和FSH分泌减少,黄体开始萎缩,孕激素及雌激素的分泌随之逐渐减少,导致子宫内膜的退化剥落,月经来潮。随后下丘脑、垂体因卵巢激素浓度的下降而抑制被解除,FSH分泌增加,卵泡又开始发育,于是一个新的月经周期又重新开始,如此周而复始。

【护考练习题】

1. 女性从月经初潮至生殖器官成熟的时期为
   A. 儿童期 　　　　　　　　B. 青春期 　　　　　　　　C. 性成熟期
   D. 绝经过渡期 　　　　　　E. 绝经后期

2. 青春期开始的标志是
   A. 月经来潮 　　　　　　　B. 乳房开始发育 　　　　　C. 开始出现阴毛
   D. 开始出现腋毛 　　　　　E. 月经规律

3. 卵子排出后未受精,黄体开始萎缩是在排卵后
   A. 7~8日 　　　　　　　　B. 9~10日 　　　　　　　　C. 11~12日
   D. 13~14日 　　　　　　　E. 15~16日

4. 一女性月经周期为36天,排卵时间是在月经周期的
   A. 第14天 　　　　　　　　B. 第16天 　　　　　　　　C. 第18天
   D. 第20天 　　　　　　　　E. 第22天

5. 下列属于孕激素的生理作用的是
   A. 使子宫内膜增生 　　　　　　　　　　B. 使宫口闭合
   C. 促进输卵管肌节律性收缩 　　　　　　D. 促进体内水、钠潴留
   E. 促使乳腺小泡的发育

6. 属于雌激素生理作用的是
   A. 使子宫肌肉松弛 　　　　　　　　　　B. 抑制输卵管的蠕动
   C. 使乳腺腺管增生 　　　　　　　　　　D. 对下丘脑和垂体只有负反馈作用
   E. 使排卵后体温升高0.3~0.5℃

7. 能使排卵后的基础体温升高的激素是
   A. 雌激素 　　　　　　　　B. 孕激素 　　　　　　　　C. 雄激素
   D. 绒毛膜促性腺激素 　　　E. 催乳素

8. 能使子宫内膜产生分泌期改变的是
   A. 雌激素 　　　　　　　　B. 孕激素 　　　　　　　　C. 雄激素
   D. 催乳素 　　　　　　　　E. 绒毛膜促性腺激素

9. 关于雌激素,孕激素的周期性变化,下列正确的是
   A. 雌激素有1个高峰
   B. 孕激素有2个高峰
   C. 孕激素在排卵前24小时出现一陡直高峰
   D. 雌激素在排卵后24小时有一个高峰
   E. 孕激素在排卵后7日出现一陡直高峰

10. 月经来潮后子宫内膜再生来自
    A. 致密层 　　　　　　　　B. 海绵层 　　　　　　　　C. 基底层
    D. 功能层 　　　　　　　　E. 黏膜层

11. 正常子宫内膜有周期性变化,增生期发生在月经周期的

A. 第 1~4 天　　　　B. 第 5~14 天　　　　C. 第 10~12 天
D. 第 15~24 天　　　E. 第 25~28 天

12. 下列关于月经的描述,**错误**的是
　　A. 初潮的年龄多在 13~14 岁
　　B. 月经周期正常为 21~35 天
　　C. 月经量超过 80ml 为月经过多
　　D. 经期一般为 2~8 天
　　E. 月经血为暗红色、黏稠、易凝固

(翟向红)

第三章　妊娠生理

【学习小结】

本章讲授的是关于正常妊娠期胚胎、胎儿及母体的生理发展变化过程。共四节。第一节受精、受精卵的植入与发育;第二节胚胎、胎儿发育特征及生理特点;第三节胎儿附属物的形成与功能;第四节妊娠期母体的变化。

【重点难点解析】

妊娠是胚胎和胎儿在母体内发育成长的过程。以卵子受精开始,胎儿及附属物排出为终止。临床上以末次月经的第一日作为妊娠的开始,一般为280日。每4周为一个妊娠月,即10个妊娠月或40周。

第一节　受精、受精卵的植入和发育

卵子与精子结合的过程称为受精。受精卵形成后第3~4日发育成桑椹胚,第4日进入宫腔发育成囊胚,晚期囊胚侵入子宫内膜并被埋于其中的过程称受精卵的植入或着床。植入于受精后的第5~6日开始,第11~12日完成。受精后第3周左右内、中、外三胚层形成,以后三胚层继续发育形成胎儿身体各个部分。

第二节　胚胎、胎儿发育特征及生理特点

受精后8周内的人胚称为胚胎。受精后第9周起称为胎儿。以4周为一个孕龄单位描述胚胎、胎儿发育特征如下:

4周末:可辨认出胚盘和体蒂。

8周末:胚胎初具人形。B超下可见早期心管形成并有搏动。

12周末:外生殖器官已发育,部分可辨出性别,四肢可活动。

16周末:可确认性别。胎儿已开始出现呼吸运动。部分孕妇可感觉到胎动。

20周末:开始出现吞咽、排尿功能。可听到胎心音。此时起至不满28周前娩出的胎儿,称为有生机儿。

24周末:各器官均已发育。

28周末:胎儿身长约40cm,顶臀长28cm,体重1700g。出生后能啼哭,会吞咽,但易发生呼吸窘迫综合征,特殊护理可存活。

40周末:胎儿身长约50cm,顶臀长36cm,体重约3400g。胎儿发育成熟,男性睾丸已降

至阴囊内,女性大小阴唇发育良好。出生后哭声响亮,吸吮能力强,有很好存活能力。

胎儿体内无纯动脉血,而是动静脉混合血。胎儿时期,肺不扩张,母儿血液在胎盘进行气体交换。妊娠 16 周出现呼吸运动并基本建立胃肠功能。妊娠 14 周,胎儿膀胱内有尿液。

第三节 胎儿附属物的形成与功能

胎儿附属物包括胎盘、胎膜、脐带和羊水,它们对维持胎儿的生长发育起重要作用。

一、胎盘

(一)胎盘的形成
胎盘由底蜕膜、叶状绒毛膜及羊膜构成。

(二)胎盘的结构
胎盘妊娠 12 周末时完全形成,呈圆形或椭圆形的盘状,足月时重约 450~650g,直径 16~20cm,中央厚,边缘薄,厚 1~3cm,分为胎儿面和母体面。

(三)胎盘的血液循环
胎儿血液与母体的血液不直接相通,而是隔着绒毛血管壁、绒毛间质及绒毛表面细胞层,主要靠渗透、扩散作用进行物质交换。

(四)胎盘的功能
胎盘是母体与胎儿间进行物质交换,维持胎儿生长发育的重要器官。

1. 物质交换功能 包括气体交换、营养物质供应和排出胎儿的代谢产物。

2. 防御功能 胎盘可防止一般细菌及病原体的通过。但各种病毒及大部分药物可通过胎盘,影响胎儿。

3. 合成功能 胎盘能合成多种激素和酶,对维持正常妊娠起着重要作用。

(1)人绒毛膜促性腺激素(HCG):在受精后第 10 日左右可从孕妇血中测出,是诊断早孕最敏感的方法之一。HCG 在受精卵着床后 10 周血中浓度达高峰,持续 10 日左右迅速下降,产后 2 周内消失。

(2)胎盘生乳素(HPL):妊娠 5~6 周用放射免疫法可以从母体血浆中测出 HPL,至妊娠 34~36 周达最高峰并维持到分娩,产后迅速下降,约在产后 7 小时即测不出。

(3)雌激素和孕激素:妊娠早期由妊娠黄体产生,妊娠 8~10 周后主要由胎盘合成。足月时达高峰,分娩后迅速降低。

4. 免疫功能 其机制尚不明确,可能是胎盘引起母体免疫力低下对胎儿产生免疫耐受有关。

二、胎膜

胎膜 主要由平滑绒毛膜和羊膜组成。胎膜的重要作用是维持羊膜腔的完整性,可防止细菌进入羊膜腔,保护胎儿,避免宫内感染。

三、脐带

脐带 足月妊娠时脐带长约 30~100cm,平均 55cm,直径 0.8~2.0cm,表面被羊膜覆盖,呈灰白色。脐带内有 1 条脐静脉和 2 条脐动脉。脐带是胎儿与母体进行物质交换的唯一通道。

四、羊水

羊水是充满在羊膜腔内的液体。

（一）羊水的来源

妊娠早期,羊水主要是母体血清经胎膜渗入羊膜腔的透析液。妊娠中期以后,胎儿的尿液成为羊水的主要来源。

（二）羊水的量、性状和成分

妊娠 38 周时约 1000ml,以后逐渐减少至妊娠 40 周时约 800ml。羊水 pH 约 7.20,呈弱碱性或中性,足月妊娠时羊水比重为 1.007～1.025。妊娠早期羊水为无色澄清液体,妊娠足月羊水略混浊、不透明,内含胎脂、毳毛、毛发、上皮细胞、白蛋白、尿酸盐、激素和酶等。

（三）羊水的功能

羊水的功能为:①保护胎儿不致受到直接损伤和防止胎体粘连;分娩时可使宫腔压力均匀分布,避免胎儿局部受压。②保护母体减少因胎动引起的母体不适感;临产后,前羊水囊借助楔形水压促进宫颈及阴道扩张,利于分娩;破膜后羊水可冲洗和润滑产道,减少感染。

第四节 妊娠期母体的变化

一、妊娠期母体的生理变化

（一）生殖系统

1. 子宫

（1）宫体:逐渐增大变软,妊娠早期略呈球形且不对称,妊娠 12 周后,增大的子宫超出盆腔,妊娠晚期子宫呈不同程度右旋。妊娠足月时子宫增大至 35cm×22cm×25cm,容量增至 5000ml,重量增至 1100g。

（2）子宫峡部:由非孕时的 1cm 伸展至足月妊娠及临产时的 7～10cm,形成子宫下段。

（3）子宫颈:妊娠早期充血肥大,变软,呈紫蓝色。

2. 卵巢 一侧卵巢可见妊娠黄体,妊娠 3 个月开始萎缩。妊娠期卵巢无排卵。

3. 输卵管 妊娠期输卵管伸长,有时黏膜呈蜕膜样变化。

4. 阴道 黏膜增厚变软,皱襞增多,伸展性增强,有利于分娩时胎儿通过。

5. 外阴 外阴充血,皮肤增厚,大小阴唇色素沉着,大阴唇血管增多,组织松软,伸展性增加,以利分娩的需要。

（二）乳房

妊娠期乳房增大,乳头、乳晕着色,乳晕周围皮脂腺肥大,呈散在结节状隆起,称蒙氏结节。

（三）血液、循环系统

1. 心脏 妊娠晚期心脏向左、上、前方移位,心浊音界稍扩大,心尖搏动左移 1～2cm。心排血量从妊娠 10 周起逐渐增加,至妊娠 32～34 周时达高峰,持续至分娩。

2. 血容量及血液成分 妊娠6~8周血容量开始增加,至妊娠32~34周时达高峰,约增加40%~45%,平均约增加1450ml。血浆量的增加多于红细胞的增加,血液相对稀释,可表现为生理性贫血。妊娠晚期白细胞轻度增加,一般为$(5~12)×10^9/L$,有时可达$15×10^9/L$。纤维蛋白原和凝血因子Ⅱ、Ⅴ、Ⅶ、Ⅷ、Ⅸ及Ⅹ增加,仅凝血因子Ⅺ、ⅩⅢ减少。血小板数无明显改变。妊娠期血液呈高凝状态。

3. 血压 妊娠早、中期孕妇血压偏低,妊娠晚期血压轻度升高。收缩压一般无变化,舒张压轻度降低,脉压略增大。妊娠中、晚期,若孕妇长时间仰卧位,增大的子宫压迫下腔静脉,回心血量减少,心排出量降低,导致血压下降,称为仰卧位低血压综合征。妊娠中晚期建议孕妇休息时以左侧卧位为主。

(四)呼吸系统

孕妇呼吸稍加快,但每分钟不超过20次。妊娠期受雌激素影响,上呼吸道黏膜增厚、充血、水肿,局部抵抗力降低,易发生上呼吸道感染。

(五)消化系统

妊娠期齿龈肥厚,易充血、水肿及出血,分娩后可自然消退。有胃烧灼感,常出现胃肠胀气和便秘。多数孕妇孕早期出现"早孕反应",一般进入妊娠中期后自然缓解。妊娠后期常发生痔疮或使原有痔疮加重。有轻度胆汁淤积,易诱发胆囊炎和胆石病。

(六)泌尿系统

妊娠期妇女肾脏负担加重,部分孕妇饭后可出现生理性糖尿。妊娠中、晚期易发生急性肾盂肾炎,以右侧多见。

(七)内分泌系统

腺垂体比未孕时增大约1~2倍;促甲状腺素、促肾上腺皮质激素分泌增加。

(八)骨骼、关节及韧带

孕妇骨盆及椎间关节略松弛,耻骨联合轻度分离。妊娠中、晚期呈典型的孕妇姿势,易发生腰背酸痛。

(九)其他

基础代谢率于妊娠晚期可增高15%~20%。体重在妊娠13周后逐渐增加,平均每周增加350g,至妊娠足月时约增加12.5kg。孕妇可出现皮肤色素沉着及妊娠纹,多见于初产妇。

矿物质代谢:胎儿的生长发育需要大量的钙、磷、铁和多种维生素,因此在妊娠期应注意增加矿物质及维生素的补充。

二、妊娠期母体的心理变化

孕妇常见的心理反应:惊讶和震惊、矛盾、接受、内省和情绪波动。

【护考练习题】

1. 对妊娠的理解正确的是
   A. 成熟的卵子与精子结合是妊娠的开始
   B. 受精卵移至宫腔为妊娠的开始
   C. 临近分娩时是妊娠的结束
   D. 妊娠期一般为300天
   E. 妊娠后子宫内膜不断增厚

2. 正常妊娠卵子受精的部位发生在
   A. 子宫腔内　　　　　　　B. 输卵管峡部　　　　　　C. 输卵管壶腹部
   D. 输卵管间质部　　　　　E. 输卵管伞部

3. 卵子受精后的第 10 日,对其描述准确的是
   A. 在输卵管内发育　　　　　　　　　　B. 在宫腔、尚未植入
   C. 在宫腔、已完成植入　　　　　　　　D. 在宫腔、即将完成植入
   E. 在宫腔、已进入胎儿发育期

4. 下列关于胎儿附属物的描述准确的是
   A. 胎盘的母体面光滑呈灰白色
   B. 脐血管内流淌的是来自母体的动脉血
   C. 胎盘在妊娠 12 周末完全形成
   D. 羊水具有物质交换的功能
   E. 胎膜能转运溶质、水以维持宫腔内压

5. 胎儿脐带内正常含有
   A. 1 条脐动脉,1 条脐静脉　　　　　　B. 1 条脐动脉,2 条脐静脉
   C. 2 条脐动脉,1 条脐静脉　　　　　　D. 2 条脐动脉,2 条脐静脉
   E. 数条脐动脉、脐静脉

6. 胎盘合成的激素不包括
   A. 雌三醇　　　　　　　　B. 孕酮　　　　　　　　　C. 胎盘生乳素
   D. 肾上腺皮质激素　　　　E. 绒毛膜促性腺激素

7. 羊水功能不包括
   A. 气体交换
   B. 保证胎儿活动度,防止与羊膜粘连
   C. 保护胎儿不受外来损伤
   D. 羊水检查可监测胎儿成熟度
   E. 分娩时传导子宫收缩的压力

8. 关于胎儿发育的特点,正确的是
   A. 8 周末内脏器官基本形成,外观可分辨男女
   B. 12 周末内脏器官发育齐全
   C. 20 周末临床可听到胎心
   D. 24 周末体重约为 1000g
   E. 28 周末体重约为 2000g

9. B 超可见胎心搏动的时间为
   A. 孕 8 周末起　　　　　　B. 孕 12 周末起　　　　　C. 孕 16 周末起
   D. 孕 18 周末起　　　　　E. 孕 28 周末起

10. 胎儿发育几周龄时,从外生殖器可确定性别
    A. 12 周末　　　　　　　B. 16 周末　　　　　　　C. 18 周末
    D. 20 周末　　　　　　　E. 24 周末

11. 妊娠试验是检测孕妇血、尿中的
    A. 雌激素　　　　　　　B. 孕激素　　　　　　　C. 黄体生成素

D. 雄激素　　　　　　　　　E. 绒毛膜促性腺激素

12. 正常胎动频率为
    A. 1~2 次/小时　　　　　B. 3~5 次/小时　　　　　C. 6~8 次/小时
    D. 8~10 次/小时　　　　　E. 10 次以上/小时

13. 下列关于孕妇血液循环系统的变化,正确的是
    A. 血容量于妊娠末期达高峰　　　　B. 红细胞增加少于血浆,可有生理性贫血
    C. 白细胞总数减少　　　　　　　　D. 血沉减慢
    E. 大部分凝血因子减少

14. 下列关于妊娠期泌尿系统的生理变化,正确的是
    A. 妊娠期肾小球滤过率增加　　　　B. 无尿糖出现
    C. 对葡萄糖及钠盐重吸收能力增加　D. 输尿管张力增加
    E. 易发生肾盂肾炎,以左侧多见

15. 妊娠期妇女乳房的特点是
    A. 乳头和乳晕有色素沉着　　　　　B. 有皮脂腺隆起,称为蒙氏结节
    C. 雌激素刺激乳腺腺泡发育　　　　D. 孕激素刺激乳腺腺管发育
    E. 妊娠晚期可有乳汁分泌

16. 子宫峡部妊娠期的变化,错误的是
    A. 非孕期长约 1cm　　　　　　　　B. 妊娠后期形成子宫下段
    C. 妊娠后伸长变软变宽　　　　　　D. 临产时可达 15~20cm
    E. 分娩时与子宫颈、阴道及盆底软组织形成软产道

17. 不属于胎儿附属物的是
    A. 胎盘　　　B. 胎脂　　　C. 胎膜　　　D. 脐带　　　E. 羊水

18. 至妊娠足月时,孕妇体重共增加约
    A. 5kg　　　B. 7.5kg　　　C. 10kg　　　D. 12.5kg　　　E. 17.5kg

19. 下列关于妊娠的叙述准确的是
    A. 妊娠 36 周血容量达高峰
    B. 孕妇血液高凝易发生血栓
    C. 妊娠晚期孕妇长时间仰卧位易发生低血压
    D. 子宫增大压迫膀胱易发生尿潴留
    E. 妊娠 20 周时子宫超出骨盆腔

20. 下列不是孕妇常见心理反应的是
    A. 惊讶　　　　　　　　　B. 愤怒　　　　　　　　　C. 矛盾和内省
    D. 情绪波动　　　　　　　E. 接受

21. 下述关于妊娠期保健的说法正确的是
    A. 多进食高热量、高蛋白食物以保证胎儿生长发育的需要
    B. 妊娠期间不能用药以免引起胎儿发育畸形
    C. 孕期应禁止性生活
    D. 孕晚期贫血是正常现象
    E. 妊娠期系统产前锻炼,可增强肌肉弹性以适应分娩

(吴晓琴)

第四章 妊娠诊断

【学习小结】

本章讲授的是妊娠诊断。第一节早期妊娠的诊断;第二节中、晚期妊娠的诊断;第三节胎姿势、胎产式、胎先露、胎方位。

【重点难点解析】

妊娠期是从末次月经第 1 天开始算,全程约 40 周,280 日,临床上分 3 个时期:早期妊娠:13 周末以前。中期妊娠:14 周开始至 27 周末。晚期妊娠:28 周以后。

第一节 早期妊娠的诊断

(一)症状与体征

1. 停经 停经是妊娠最早、最重要的症状。有性生活史的育龄期女性,平素月经周期规则,一旦停经超过正常周期 10 日以上,应考虑妊娠的可能性。

2. 早孕反应 一般出现在停经 6 周左右,其严重程度和持续时间因人而异,多数在停经 12 周左右自行消失。

3. 尿频 在妊娠 12 周内,增大的子宫压迫膀胱引起尿频。

4. 乳房胀痛 乳头和乳晕着色加深。乳晕周围皮脂腺增生,出现深褐色结节,称为蒙氏结节。

5. 妇科检查 阴道黏膜和宫颈充血水肿,变软,呈紫蓝色。停经 6~8 周时,子宫峡部变得极软,感觉宫颈与宫体之间似不相连,此现象称为黑加征,是早期妊娠典型的体征。妊娠 8 周时,子宫增大为非孕时 2 倍,妊娠 12 周时为非孕时 3 倍,超出盆腔,在耻骨联合上 3 横指可触及子宫底。

(二)辅助检查

1. 妊娠试验 如果结果呈阳性,结合临床症状与体征,可确诊为早孕。尿妊娠试验是确定早期妊娠的最简便、最常用的方法。

2. 超声检查 B 超检查是确诊早期妊娠最准确的方法。

(1)阴道 B 超最早可在停经 5 周时,在宫腔内见到圆形或椭圆形妊娠囊为妊娠最早的标志。停经 8 周左右妊娠囊内可见到胚芽和原始心管搏动。

(2)超声多普勒法:超声多普勒仪能够在增大的子宫区域内探测到有节律、高调的胎心音,胎心率一般在 110~160 次/分。

3. 基础体温(BBT)测定 双相型体温的女性如果出现高温相持续 18 日不下降,早孕可能性较大。

4. 宫颈黏液涂片检查　黏液量少且黏稠,取少量在玻璃片上,干燥后镜下可见大量椭圆体排列成行,无羊齿状结晶,则早期妊娠的可能性较大。

5. 黄体酮试验　对停经可疑妊娠的女性,给予黄体酮连续 3 ~ 5 日。如果停药后 7 天内没有出现阴道流血,为黄体酮试验阴性,则早期妊娠的可能性较大。

第二节　中、晚期妊娠诊断

（一）症状与体征

有早期妊娠的经过。自觉腹部逐渐增大和胎动。初孕妇于妊娠 20 周左右可自觉胎动,经产妇则略早些感觉到,胎动随妊娠进展逐渐加强,妊娠 32 ~ 34 周达到高峰,38 周以后逐渐减少。

1. 子宫增大　腹部检查可见子宫增大,手测或尺测耻骨联合上子宫底高度来估计胎儿的大小和孕周是否相符。

不同妊娠周数的子宫底高度及子宫长度

妊娠周数	手测子宫底高度	尺测子宫底度（cm）
12 周末	耻骨联合上 2 ~ 3 横指	
16 周末	脐耻之间	
20 周末	脐下 1 横指	18(15.3 ~ 21.4)
24 周末	脐上 1 横指	24(22.0 ~ 25.1)
28 周末	脐上 3 横指	26(22.4 ~ 29.0)
32 周末	脐与剑突之间	29(25.3 ~ 32.0)
36 周末	剑突下 2 横指	32(29.8 ~ 34.5)
40 周末	脐与剑突之间或略高	33(30.0 ~ 35.3)

2. 胎体　妊娠 20 周后,经腹壁能触到子宫内的胎体。妊娠 24 周后,触诊可以区分胎头、胎臀、胎背和胎儿肢体。

3. 胎心音　妊娠 12 周时可用多普勒胎心听诊仪探测到胎心音,妊娠 18 ~ 20 周用一般听诊器即能经孕妇腹壁听到胎心音。胎心音呈双音,似钟表"滴答"声,正常时约 110 ~ 160 次/分,小于 110 次/分或大于 160 次/分都是异常胎心。妊娠 24 周以后,胎心音在胎背侧听诊最清楚。

4. 胎动　胎动是指胎儿躯体在子宫内的活动,约妊娠 18 ~ 20 周左右可觉察到,正常为≥6 次/2 小时。

（二）辅助检查

1. 超声检查

2. 胎儿心电图

第三节 胎姿势、胎产式、胎先露、胎方位

妊娠 28 周以前,因胎儿较小,羊水量相对较多,胎儿位置不稳定。妊娠 32 周以后,胎儿迅速生长,羊水量相对较少,胎儿在子宫内的姿势和位置相对固定,容易判断胎姿势、胎产式、胎先露和胎方位。

一、胎姿势

胎儿在子宫内的姿势称为胎姿势。正常胎姿势为胎头俯屈,颏部贴近胸壁,脊柱略微向前弯曲,四肢屈曲交叉于胸腹前,体积较小,整个胎体为头端小、臀端大的椭圆形。

二、胎产式

胎体纵轴和母体纵轴的位置关系称为胎产式。胎体纵轴和母体纵轴平行称为纵产式,占足月妊娠的 99.75%;胎体纵轴和母体纵轴垂直称为横产式,占足月妊娠的 0.25%。

三、胎先露

最先进入骨盆入口的胎儿部分称为胎先露。纵产式时为头先露和臀先露,横产式时为肩先露。根据胎头的屈伸程度,头先露分为枕先露、面先露、前囟先露及额先露。臀先露分为混合臀先露、单臀先露、单足臀先露及双足臀先露。肩先露时最先进入骨盆的是胎儿的肩部。如果胎儿头先露或臀先露与胎手或胎足同时入盆,称为复合先露。

四、胎方位

胎儿先露部的指示点与母体骨盆的关系,称为胎方位,又称胎位。枕先露以枕骨、面先露以颏骨、臀先露以骶骨、肩先露以肩胛骨为指示点。每个指示点与母体骨盆前、后、左、右、横的关系不同,构成不同的胎方位。各种胎位中以枕左前,枕右前最为常见。

【护考练习题】

1. 早孕出现最早及最重要的症状是
   A. 尿频　　　　B. 恶心呕吐　　　　C. 停经史
   D. 腹痛　　　　E. 乳房胀痛
2. 早期妊娠的诊断,下列最为准确的是
   A. 停经伴恶心、呕吐　　　　B. 阴道充血变软,呈紫蓝色
   C. 子宫增大　　　　D. B 超探及胎心管搏动
   E. 自觉胎动
3. 黑加征是指
   A. 子宫前倾前屈位　　　　B. 子宫增大变软
   C. 子宫峡部柔软,宫颈与宫体似不相连　　　　D. 子宫颈充血变软,呈紫蓝色
   E. 乳头和乳晕色素加深,乳头周围有多个褐色小结节
4. 正常妊娠 24 周末,子宫底高度在
   A. 脐下 2 指　　　　B. 脐下 1 指　　　　C. 平脐

21

D. 脐上 1 指　　　　　　　　E. 脐上 2 指

5. 胎方位是指
   A. 胎儿长轴与母体长轴的关系
   B. 胎儿顶骨与母体骨盆的关系
   C. 最先进入骨盆入口的胎儿部分与母体骨盆的关系
   D. 胎儿先露部的指示点与母体骨盆的关系
   E. 以上都不是

6. 头先露中最常见的是
   A. 枕先露　　　　　　　　B. 前囟先露　　　　　　　　C. 额先露
   D. 面先露　　　　　　　　E. 以上都不是

7. 在孕妇腹壁上听诊,呈双音,似钟表"滴答"声,约 110～160 次/分的是
   A. 胎心音　　　　　　　　B. 脐带杂音　　　　　　　　C. 腹主动脉血管杂音
   D. 胎动音　　　　　　　　E. 以上都不对

8. 初孕妇初感胎动时间一般在
   A. 12～16 周　　　　　　　B. 16～18 周　　　　　　　C. 18～20 周
   D. 20～22 周　　　　　　　E. 22～26 周

9. 初孕妇,24 岁。末次月经记不清,行产科检查,量腹围 94cm,宫高 33cm(宫底在脐与剑突之间),胎头入盆,胎心位于脐右下方,其孕周为
   A. 孕 40 周　　　　　　　B. 孕 28 周　　　　　　　C. 孕 32 周
   D. 孕 36 周　　　　　　　E. 孕 24 周

10. 女,27 岁,已婚。以往月经正常,因月经过期 7 天,前来就诊,要求明确是否怀孕,下列检查对确诊帮助最大的是
    A. B 超　　　　　　　　　　B. 酶联免疫法测定 β-hCG
    C. 基础体温　　　　　　　　D. 宫颈黏液涂片镜检
    E. 孕酮撤退试验

11. 胎儿身体纵轴与母体纵轴的关系称为
    A. 胎方位　　　　　　　　B. 胎先露　　　　　　　　C. 胎产式
    D. 骨盆轴　　　　　　　　E. 胎体轴

12. 女性,26 岁。既往月经规律,停经 50 天,近 3 天晨起呕吐,厌油食,伴有轻度尿频,仍坚持工作,可能的诊断是
    A. 病毒性肝炎　　　　　　B. 膀胱炎　　　　　　　　C. 继发性闭经
    D. 早期妊娠　　　　　　　E. 妊娠剧吐

13. 已婚妇女王某,停经 40 天,前来咨询。下列哪项检查结果对早孕诊断无帮助
    A. 基础体温双相且高温持续 21 天不下降
    B. 妊娠免疫试验(血 β-hCG 测定)
    C. 超声多普勒试验
    D. 黄体酮试验
    E. 尿雌三醇测定

(杨高原)

第五章 产前检查与孕期保健

【学习小结】

本章讲授的是关于产前检查时间和内容、胎儿宫内情况监护、胎盘功能检查、胎儿成熟度检查、孕期常见症状及处理、胎儿先天畸形及遗传性疾病的宫内诊断及产科合理用药等围生医学的知识,共分四节讲授。第一节产前检查与管理;第二节胎儿健康状况的评估;第三节产科合理用药;第四节孕期常见症状及其处理。

【重点难点解析】

第一节 产前检查与管理

一、产前检查

(一)产前检查时间

从确诊早孕开始,妊娠 20~36 周为每 4 周 1 次;妊娠 37 周起为每周 1 次。

(二)首次产前检查

确诊早孕,询问病史,全身检查、妇科检查及必要辅助检查。预产期:以末次月经的第 1 日算起,月份减 3 或加 9,日数加 7。

(三)妊娠中、晚期产前检查

1. 于妊娠 20 周开始,包括病史询问、全身检查、产科检查及辅助检查。

2. 产科检查

(1)腹部检查:用四步触诊法检查子宫大小、胎产式、胎先露、胎方位、胎先露部是否衔接。妊娠 18~20 周可在孕妇腹部听到胎心音。胎心音在胎儿背部靠头一侧的孕妇腹壁上听诊最清楚。

(2)骨盆测量

1)骨盆外测量:①髂棘间径(IS):测量两侧髂前上棘外缘间的距离,正常值为 23~26cm。②髂嵴间径(IC):测量两侧髂嵴外缘间最宽的距离,正常值为 25~28cm。以上两径线间接反映骨盆入口横径的长度。③骶耻外径(EC):测量耻骨联合上缘中点至第 5 腰椎棘突下的距离正常值为 18~20cm。此径线间接反映骨盆入口前后径长度,是骨盆外测量中最重要的径线。④坐骨结节间径:又称出口横径(TO)。测量两坐骨结节内侧缘间的距离,正常值为 8.5~9.5cm。若此径线值小于 8cm 时,应加测出口后矢状径。⑤出口后矢状径:测量骶骨尖端至坐骨结节间径中点的长度,正常值为 8~9cm。此径与坐骨结节间径之和

>15cm时,正常足月胎儿可利用骨盆出口后三角娩出。⑥耻骨弓角度:正常值为90,小于80°为不正常。

2)骨盆内测量:①对角径:又称骶耻内径,为耻骨联合下缘至骶岬上缘中点的距离,正常值为12.5~13cm,此径值减去1.5~2cm为骨盆入口前后径长度,又称真结合径,正常值约为11cm。②坐骨棘间径:为两侧坐骨棘间的距离,正常值约为10cm。③坐骨切迹宽度:为坐骨棘与骶骨下部之间的距离,即骶棘韧带的宽度。若能容纳3横指(约5.5~6cm)为正常,否则属中骨盆狭窄。内测量除了测量以上径线外,还需了解骶骨的弯曲度及骶尾关节的活动度。

(3)阴道、肛门检查:可了解胎儿先露部、骶骨前面弯曲度、坐骨棘、坐骨切迹的宽度以及骶尾关节活动度。

(4)绘制妊娠图

3. 辅助检查 血、尿常规,血液生化,肝肾功能检查,心电图或心动超声检查等。

二、孕妇的管理

围生期:我国指从妊娠满28周至产后1周。

围生儿:指处于围生期的胎儿和新生儿。

第二节 胎儿健康状况的评估

一、胎儿宫内情况的监护

(一)妊娠早期

B超检查在孕5周可见妊娠囊,孕6~7周时可见胚芽及原始心管搏动。

(二)妊娠中期

测量宫高、腹围,监测胎心率,B超检查,还可行胎儿染色体异常筛查。

(三)妊娠晚期

1. 定期产检、行B超检查。

2. 胎动计数 胎动计数≥6次/2小时为正常。如胎动<6次/2小时,或逐日下降50%而不能恢复,提示胎儿缺氧。

3. 胎儿电子监护

(1)胎心率监测

1)胎心率基线:正常FHR为110~160次/分。

2)胎心率一过性变化:①加速:指胎动时FHR暂时增加,是胎儿良好的表现。②减速:a. 早期减速:是宫缩时胎头受压脑血流量一时性减少的表现。b. 变异减速:是宫缩时脐带受压引起迷走神经兴奋所致。c. 晚期减速:一般认为是胎盘功能不良、胎儿缺氧的表现。

(2)预测胎儿宫内储备能力:无应激试验无反应型应进一步做缩宫素激惹试验,阳性示胎盘功能减退。

二、胎盘功能检查

1. 胎动计数

2. 胎心率

3. 测定尿中雌三醇值

4. 测血清胎盘生乳素值

三、胎儿成熟度检查

1. 孕周核实

2. 胎儿体重的估计

3. 胎盘成熟度检查

4. 羊水检测

四、胎儿先天畸形及遗传性疾病的宫内诊断

可选择以下方法:遗传细胞学检查、B 超、羊水中的酶与蛋白测定。

第三节 产科合理用药

(一)药物对不同妊娠时期的影响

受精后第 15 日~12 周是药物的致畸敏感期。胎儿各器官形成后,药物致畸作用明显减弱。但药物对神经系统的影响可以一直存在。

(二)孕产妇用药原则

1. 避免不必要的用药。

2. 不要擅自应用药物。

3. 能用一种药物就避免联合用药。

4. 避免使用尚未确定疗效且对胎儿有不良影响新药。

5. 能用小剂量药物就避免用大剂量药物。

6. 严格掌握药物剂量和用药持续时间,注意及时停药。

7. 尽量推迟到妊娠中晚期再用药。

8. 若病情必需在妊娠早期应用对胚胎、胎儿有害的致畸药物,先终止妊娠再用药。

(三)药物对胎儿的危害性等级

A 级:对胎儿伤害可能性最小,是无致畸性的药物。如适量维生素。

B 级:未见对胎儿有危害,可在医师观察下使用。如青霉素、胰岛素等。

C 级:对胎儿有不良影响,谨慎使用。如庆大霉素、异丙嗪、异烟肼等。

D 级:有足够证据证明对胎儿有危害性。如硫酸链霉素等。

X 级:实验证实会导致胎儿畸形。如甲氨蝶呤、己烯雌酚等。

妊娠 12 周前,不宜用 C、D、X 级药物。

第四节 孕期常见症状及其处理

(一)恶心、呕吐

清淡饮食,少量多餐;给予精神鼓励和支持;可给予维生素 B_6 10~20mg,每日 3 次口服。

（二）尿频

常发生在孕最初 3 个月及末 3 个月，无需处理。

（三）便秘

注意预防便秘，必要时可在医生指导下应用温和缓泻剂。

（四）痔疮

多吃蔬菜、少吃辛辣食物；温水坐浴；应用治疗痔疮药物。

（五）下肢水肿

左侧卧位；下肢垫高 15°；避免长时间站或坐；如下肢明显凹陷性水肿或经休息后不消退者，及时诊治。

（六）白带增多

保持外阴清洁，但严禁阴道冲洗；有病原体感染，需在医生指导下用药治疗。

（七）下肢肌肉痉挛

饮食中增加钙的摄入；遵医嘱口服钙剂、维生素 A、D；如发生痉挛，背屈肢体，站直前倾，或局部热敷按摩。

（八）下肢、外阴静脉曲张

避免长时间站立、行走；可穿弹力裤或袜，但不宜穿阻碍血液循环的衣裤；注意时常抬高下肢。

（九）腰背痛

穿低跟鞋；休息时腰背部垫枕头；应卧床休息、局部热敷。

（十）贫血

1. 预防 增加含铁食物摄入；妊娠 4~5 个月开始补充铁剂，如硫酸亚铁 0.3g，每日 1 次口服，餐后 20 分钟水果汁送服。

2. 若已出现贫血 口服硫酸亚铁 0.6g，1 次/日，同时补充维生素 C 和钙剂。

（十一）仰卧位低血压

多左侧卧位休息，避免长时间仰卧位。

（十二）异常症状的判断

阴道流血、腹部疼痛、头痛、眼花、胸闷、心悸、气短、液体突然自阴道流出、胎动计数突然减少等。

【护考练习题】

1. 中骨盆平面横径的正常值是
   A. 7cm   B. 9cm   C. 10cm
   D. 11cm   E. 13cm

2. 骨盆入口前后径的正常值是
   A. 8.5cm   B. 10.5cm   C. 11cm
   D. 11.5cm   E. 13cm

3. 坐骨结节间径正常范围为
   A. 8.5~9.5cm   B. 12~15 cm   C. 18~20cm
   D. 23~26cm   E. 25~28cm

4. 女性骨盆耻骨弓正常的角度为

A. >60°   B. >90°   C. >120°

D. <60°   E. <90°

5. 骶耻外径正常值是

A. 8.5~9.5cm   B. 12~15cm   C. 18~20cm

D. 23~26cm   E. 25~28cm

6. 简单、有效判断胎儿安危的指标是

A. 胎动计数   B. B 超检查   C. 羊水检查

D. 胎心监测   E. 缩宫素激惹试验

7. 胎心音听诊的最佳部位是

A. 靠近胎儿头部的孕妇的腹壁上   B. 靠近胎儿背部的孕妇的腹壁上

C. 靠近胎儿腹部的孕妇的腹壁   D. 靠近胎儿臀部的孕妇的腹壁上

E. 靠近胎儿胸部的孕妇的腹壁上

8. 可靠无创判断胎儿成熟度的方法是

A. B 超检查   B. 推算胎龄

C. 羊水检查   D. 根据孕妇体重增加判断

E. 根据宫高、腹围判断

9. 枕左前位,胎心音的听诊部位是

A. 脐下左侧   B. 脐下右侧   C. 脐中

D. 脐上三指   E. 脐周

10. 孕妇出现仰卧位低血压综合征时,症状可自然消失,应取的卧位是

A. 左侧卧位   B. 右侧卧位   C. 坐卧位

D. 半侧卧位   E. 俯卧位

11. 正常胎心音每分钟应在

A. 100~110 次   B. 110~120 次   C. 120~140 次

D. 110~160 次   E. 140~160 次

12. 简单估算胎儿体重的方法是

A. 宫底高度(cm)×腹围(cm)+200   B. 宫底高度(cm)×腹围(cm)+2000

C. 宫底高度(cm)×腹围(cm)+300   D. 宫底高度(cm)+腹围(cm)+3000

E. 宫底高度(cm)+腹围(cm)+2500

13. 正常情况下,子宫收缩后胎心率变化为

A. 增加 15~20 次/分   B. 增加 20~30 次/分

C. 增加 30~50 次/分   D. 减少 60~80 次/分

E. 减少 50~70 次/分

14. 某孕妇的末次月经为 5 月 18 日,推算她的预产期为

A. 次年的 2 月 11 日   B. 次年的 3 月 14 日   C. 次年的 3 月 3 日

D. 次年的 2 月 3 日   E. 次年的 2 月 25 日

15. 下述胎儿和胎盘功能监测正常的是

A. 胎动 3 次/2 小时

B. 24 小时尿雌三醇值 8mg

C. 尿雌激素/肌酐(E/C)比值为 18

D. 孕妇血清胎盘生乳素(HPL)值为 3mg/L

E. OCT 试验阳性

16. 下述检查与胎儿发育**无关**的是
   A. 宫高、腹围
   B. 羊水检查卵磷脂/鞘磷脂(L/S)比值
   C. 羊水检查染色体
   D. NST 试验
   E. B 超检查

17. 下述**不恰当**的是
   A. 孕 24 周开始做乳房护理
   B. 产前锻炼可增强肌肉的弹性,以适应分娩时的剧烈运动
   C. 产前锻炼一般从早孕时开始
   D. 如有流产、早产征象应停止产前锻炼
   E. 放松练习可以减轻分娩时的疼痛

18. 关于产前检查正确的是
   A. 28 周起每 4 周 1 次
   B. 16~32 周期间每 2 周 1 次,32 周起每周 1 次
   C. 28 周前每 2 周 1 次
   D. 28~36 周期间每 2 周 1 次,36 周起每周 1 次
   E. 20~36 周期间每 2 周 1 次,36 周起每周 1 次

19. 产前检查中属产科检查的是
   A. 血液检查
   B. 推算预产期
   C. 心电图
   D. 腹部四步触诊
   E. 测血压

20. 我国采用围生期的规定是指
   A. 从妊娠满 28 周至产后 1 周
   B. 从妊娠满 28 周至产后 2 周
   C. 从妊娠满 36 周至产后 1 周
   D. 从妊娠满 36 周至产后 4 周
   E. 从胚胎形成至产后 1 周

21. **不能**反映胎盘功能的检查是
   A. 胎动计数
   B. 血和尿中 HCG 测定
   C. 孕妇尿雌三醇(E_3)测定
   D. 血清胎盘生乳素测定
   E. B 超

22. 胎儿成熟度的判断比较可靠的方法是
   A. B 超检查
   B. 推算胎儿体重
   C. 胎儿身长
   D. 检测雌三醇值
   E. 测量宫高、腹围

23. 妊娠期妇女便秘的护理措施应**除外**
   A. 排便时尽量保持体位舒适
   B. 多饮水
   C. 适当运动
   D. 自行服用缓泻药
   E. 多食蔬菜水果

24. 孕妇,25 岁,月经 6~7 天/40~44,LMP:2010 年 10 月 6 日。超声检查,胎儿较孕龄小 2 周左右,护士推算其预产期为
   A. 2011 年 7 月 9 日
   B. 2011 年 7 月 17 日
   C. 2011 年 7 月 13 日
   D. 2011 年 7 月 25 日至 2011 年 7 月 29 日

E. 2011 年 7 月 6 日至 2011 年 7 月 10 日

25. 下列关于孕妇的检查描述准确的是
    A. 枕先露时通常在脐下听胎心
    B. 孕妇血压较基础血压升高 15/10mmHg 时为妊娠高血压
    C. 孕晚期孕妇体重增加 <1kg/周为正常
    D. 产科腹部四步触诊检查可判定胎方位及胎儿双顶径大小
    E. 骶耻外径大小反映骨盆横径是否正常

26. 28 岁孕妇,妊娠 24 周来院进行产前检查。产妇现阶段产前检查的频率是
    A. 1 次/周   B. 1 次/2 周   C. 1 次/3 周
    D. 1 次/4 周   E. 1 次/5 周

27. 孕妇,31 岁,妊娠 32 周行产前检查。护士为其测量腹围,正确测量位置是
    A. 测量耻骨联合至剑突长度
    B. 确定胎心所在位置绕腹周长
    C. 测量髂前上棘平面绕腹周长
    D. 测量耻骨联合 L 缘中点到宫底的弧形长度
    E. 腹部最膨隆处绕腹周长

28. 患者,女性,25 岁。停经 60 天,恶心、呕吐 2 周,2～4 次/日。护士采取的正确的护理是
    A. 输液治疗   B. 流质   C. 口服镇吐药
    D. 绝对卧床休息   E. 鼓励孕妇少量、多次进食

29. 孕妇,32 岁,妊娠 34 周。护士在孕妇孕检时指导其计数胎动的方法,并交待需要到医院进一步检查的指标是当 2 小时胎动计数少于
    A. 6 次   B. 10 次   C. 15 次
    D. 20 次   E. 30 次

30. 孕妇,27 岁,停经 6 周就诊。化验结果尿 HCG(＋),B 超检查:宫内孕 6 周。护士对其行孕期健康保健,正确的是
    A. 妊娠 8 周内谨慎用药   B. 正常胎动次数每小时应不少于 1 次
    C. 妊娠 12 周后避免性生活   D. 胎心率在 160～180 次/分
    E. 妊娠 30 周后进行乳房护理

31. 围生儿死亡的原因不包括
    A. 先天畸形及遗传性疾病   B. 胎盘及脐带异常
    C. 急产、滞产、肩难产   D. 产伤
    E. 正常分娩

32. 下列不是孕产妇死亡的直接产科原因是
    A. 产后出血   B. 妊娠合并肾炎   C. 产褥感染
    D. 流产   E. 妊娠期高血压疾病

33. 下列与孕妇心理社会评估无关的是
    A. 孕妇对妊娠的不良情绪反应   B. 孕妇的经济状况
    C. 孕妇的居住环境   D. 孕妇家庭成员对妊娠的态度
    E. 父母及其他长辈们的文化程度

34. 下列**不属于**妊娠期常见症状的是
    A. 孕早期尿频   B. 孕中期心率下降   C. 早孕反应
    D. 便秘   E. 孕晚期易发生腰背疼痛

35. 下列关于孕妇孕期不适症状的健康教育和护理措施正确的是
    A. 告诉孕妇孕早期尿频应首先考虑尿路感染
    B. 少量多餐清淡饮食可缓解早孕反应
    C. 给予白带增多的孕妇行阴道灌洗
    D. 多喝水及吃纤维素含量高的食物不利于减少便秘
    E. 孕晚期腰背疼痛可家人按摩

36. 孕妇李某妊娠 2 个多月,因外出不小心着凉,自觉咽部不适,流清鼻涕,来院就诊,护士对其进行健康指导下列**不正确**的是
    A. 必须在医生指导下用药   B. 病情轻可自行服用感冒药
    C. 孕早期是胎儿敏感致畸期   D. 病情允许尽量不用药
    E. 必须用药要选用对胎儿影响最小的药物

37. 下列药物对胎儿有明显的致畸作用的是
    A. 维生素 C   B. 青霉素   C. 葡萄糖
    D. 雌激素   E. 胰岛素

(38~39 题共用题干)

患者,女性,25 岁,孕 18 周。末次月经为 2010 年 12 月 4 日,已建立围生期保健卡。

38. 护士向患者交代产前检查的间隔是
    A. 自 20 周起每 4 周 1 次
    B. 自 20 周起每 2 周 1 次
    C. 20~36 周期间每 4 周 1 次,自 37 周起每周 1 次
    D. 28~36 周期间每 2 周 1 次,自 36 周起每周 1 次
    E. 20~36 周期间每 2 周 1 次,自 36 周起每周 1 次

39. 护士向患者解释若为初产妇,自觉胎动的时间是
    A. 妊娠 12~16 周   B. 妊娠 16~18 周   C. 妊娠 18~20 周
    D. 妊娠 20~24 周   E. 妊娠 24~28 周

(谷春杰)

第六章 正常分娩

【学习小结】

本章讲授正常分娩。共包括五节内容。第一节决定和影响分娩的因素;第二节枕先露的分娩机制;第三节先兆临产、临产的诊断及产程分期;第四节分娩的临床经过及处理;第五节产时服务。

【重点难点解析】

分娩是指妊娠满 28 周及以上,胎儿及其附属物自临产开始到娩出母体的全过程。其中妊娠满 28 周至不满 37 周期间分娩称为早产;妊娠满 37 周至不满 42 周期间分娩称为足月产;妊娠满 42 周及以上分娩,称为过期产。

第一节 决定和影响分娩的因素

决定分娩的因素包括产力、产道、胎儿及产妇的精神心理因素。若四个因素均正常且相互适应,胎儿能顺利经阴道娩出,称为正常分娩。

1. 产力 将胎儿及其附属物由子宫腔内逼出的力量称为产力,包括子宫收缩力以及腹肌、膈肌和肛提肌的收缩力。

(1)子宫收缩:简称宫缩。正常宫缩须具备三个特点,即节律性、对称性和极性、缩复作用。每次宫缩起自于两侧子宫角部,以子宫底部最强最持久。

(2)腹肌及膈肌收缩力:是第二产程娩出胎儿的重要辅助力量。

(3)肛提肌收缩力:宫缩时肛提肌的收缩,有助于胎先露完成内旋转,还能协助胎头仰伸及胎盘娩出。

2. 产道 产道是胎儿娩出的通道,分为骨产道和软产道。

(1)骨产道:骨产道即指真(小)骨盆,其正常与否可在分娩前做出初步判断。其中骨盆的三个平面、骨盆轴和骨盆的倾斜度均影响分娩过程。

1)骨盆入口平面:呈横椭圆形。①骨盆入口前后径是骶骨岬上缘中点至耻骨联合上缘中点的距离,平均长约 11cm。②横径是两侧髂耻缘之间的最大距离,平均长约 13cm。③入口斜径:左右各一,自左骶髂关节至右侧髂耻隆突间的距离为左斜径;右斜径为自右骶髂关节至左侧髂耻隆突间的距离,平均值为 12.75cm。

2)中骨盆平面:呈纵椭圆形,是骨盆腔最狭窄的平面。横径也称坐骨棘间径,为两侧坐骨棘之间的距离,正常平均长度为 10cm。坐骨棘间径是判断胎头下降程度的重要标志,其长短决定胎头能否完成内旋转,与分娩关系密切。

3)骨盆出口平面：由两个不同平面的三角形组成,其共同的底边为坐骨结节间径。坐骨结节间径,也称出口横径,为两坐骨结节末端内缘之间的距离,正常平均值为9cm。若坐骨结节间径<8cm时可测量出口后矢状径,若出口横径稍短但出口后矢状径长且两径之和>15cm时,可充分利用后三角区娩出正常大小的胎头。

4)骨盆轴：也称产轴,是指连接骨盆各个平面中点的假想曲线。分娩时胎儿沿骨盆轴下降并娩出,其方向为上段向下向后,中段向下,下段向下向前。

5)骨盆倾斜度：妇女直立时,骨盆入口平面与地平面所形成的角度,一般为60°,若骨盆倾斜度过大,将影响胎头衔接。

(2)软产道：软产道是由子宫下段、子宫颈、阴道及骨盆底软组织构成的弯曲通道。分娩过程中软产道的变化包括：

1)子宫下段的形成：非孕期长约1cm的子宫峡部,于孕12周后逐渐被拉长,临产后宫缩使其进一步伸展达7～10cm,形成子宫下段。

2)子宫颈的变化：包括宫颈内口的扩张及子宫颈管的消失以及子宫颈外口扩张,简称宫口扩张。当宫颈外口扩张达到10cm时称宫口开全。

3)骨盆底、阴道及会阴的变化：分娩时盆底肌在胎先露的压迫下向下及两侧扩展,使厚约5cm的会阴体扩张,变薄至2～4mm,以容许胎儿通过,如果保护不当易造成会阴裂伤。

3. 胎儿

(1)胎儿大小：胎头由两块顶骨、两块额骨、两块颞骨以及一块枕骨构成。由于胎儿颅骨间的连接尚不完全而留有缝隙,称之为颅缝,其中两顶骨间为矢状缝,顶骨与额骨间为冠状缝,枕骨与顶骨间为人字缝。颅缝交会处较大的空隙称之为囟门,其中冠状缝与矢状缝汇合处的菱形空隙为前囟门(大囟门),人字缝与矢状缝汇合处的三角形空隙为后囟门(小囟门)。胎头大小可通过胎头径线来判断,主要包括：①双顶径是胎头的最大横径,平均9.3cm,通过B超测量可以估计胎儿大小及成熟度;②枕下前囟径是胎头最小的前后径,平均9.5cm;③枕额径平均11.3cm,胎头以此径线衔接;④枕颏径平均13.3cm。

(2)胎位头：先露有利于分娩,其中又以枕前位为最佳。臀位分娩时,可导致后出胎头困难。肩先露时,足月活胎不能通过产道,对母儿生命造成严重威胁。

(3)胎儿畸形：脑积水、联体儿等,由于胎儿局部过大不能通过产道可以导致难产。

4. 精神心理因素 紧张、焦虑等负面情绪会使产妇机体内部失衡,母儿产生一系列不利影响,而让产妇以良好的精神状态和积极乐观的心态来对待分娩,有利于产程顺利进展。

第二节 枕先露的分娩机制

分娩机制是指胎儿先露部通过产道时,为适应骨盆各平面的不同形态和骨盆轴的方向,而被动地进行一系列的适应性转动,使其以最小的径线通过产道的全过程。以枕左前位为例阐述分娩机制。

1. 衔接 也称入盆,是指胎头双顶径进入骨盆入口平面,颅骨最低点达到或接近坐骨棘水平。胎头以枕额径(11.3cm)衔接,初产妇一般在预产期前2～3周内、经产妇在临产后衔接。

2. 下降 是指胎头沿骨盆轴方向前进的动作,下降贯穿于分娩全过程。

3. 俯屈 胎头下颏部贴近胸壁,由衔接时的枕额经(11.3cm)变为枕下前囟径(9.5cm)

称俯屈。

4. 内旋转　胎头枕部自骨盆左前方逆时针旋转45°到达耻骨联合后面,称内旋转。此动作于第一产程末完成。

5. 仰伸　胎头枕骨到达耻骨联合下缘时以此为支点发生仰伸,胎头顶、额、眼、鼻、口、颏随之逐渐娩出。

6. 复位及外旋转　胎头娩出后,胎儿双肩径沿骨盆左斜径下降。为了恢复胎头与胎肩的正常关系,胎头枕部向左顺时针旋转45°,称复位。胎肩继续下降抵达中骨盆,为适应骨盆腔形态,前(右)肩向中线旋转45°使双肩径与骨盆出口前后径一致,胎头亦随之旋转以保持与胎肩的解剖关系,称外旋转。

7. 胎肩及胎体娩出　至此胎儿娩出,分娩机制全部完成。

第三节　先兆临产、临产的诊断及产程分期

1. 先兆临产　先兆临产又称分娩先兆,包括以下三个征象:

(1)假临产:分娩发动前,孕妇常出现不规律宫缩而引起下腹部轻微胀痛,不伴有宫颈管消失及宫颈口扩张,休息或给予镇静剂能抑制其发生。

(2)胎儿下降感:又称上腹轻松感,同时因膀胱受压可有尿频症状。

(3)见红:多数孕妇在分娩发动前24~48小时(少数在1周内),是临产即将开始最可靠的征象。

2. 临产的诊断　临产开始的标志为有规律的子宫收缩,持续30秒及以上,间歇5~6分钟,且逐渐增强,同时伴有进行性宫颈管消失、宫口扩张和胎先露下降。

3. 总产程及产程分期　总产程是指分娩全过程,从规律宫缩开始至胎儿、胎盘娩出结束,分为三个阶段。

(1)第一产程:又称宫颈扩张期。从规律宫缩到宫口扩张至10cm,初产妇约需11~12小时,经产妇约需6~8小时。

(2)第二产程:又称胎儿娩出期。从宫口开全到胎儿娩出。初产妇约需1~2小时,经产妇通常需数分钟。

(3)第三产程:又称胎盘娩出期。从胎儿娩出到胎盘、胎膜娩出。约需5~15分钟,不超过30分钟。

第四节　分娩的临床经过及处理

一、第一产程的临床经过及处理

(一)临床表现

1. 规律宫缩　产程开始时宫缩间隔约5~6分钟,持续30秒。随着产程进展,宫缩的间歇期渐短,持续时间渐长,且强度不断增加,同时产妇感到"产痛"。

2. 宫口扩张　随着规律性子宫收缩,宫颈管逐渐变软、缩短、消失,宫口逐渐扩张,当开大至10cm时称宫口开全,随之进入第二产程。初产妇宫口扩张分为两期:

(1)潜伏期:从规律性宫缩开始至宫口扩张至3cm,初产妇约需8小时。

（2）活跃期：从宫口开大 3cm 至宫口开全，初产妇约需 4 小时。

3. 胎头下降　宫口扩张的速度与胎头下降的程度是判断产程进展的重要标志。通过阴道检查或肛门指诊检查，能够明确胎头颅骨最低点的位置与坐骨棘水平的关系，以此判断胎先露的高低，并动态观察胎先露下降的程度。

4. 胎膜破裂　多发生在第一产程末、宫口近开全时，胎膜破裂，羊水流出。

5. 一般情况及心理反应　临产后产妇的脉搏、呼吸有所增快，宫缩时血压升高 5～10mmHg，间歇期恢复。产妇多有焦虑、恐惧和急躁的情绪。

（二）观察与处理

1. 产程的观察处理

（1）子宫收缩：助产人员将手掌轻置于产妇腹壁上，观察宫缩的持续时间及强度。

（2）宫口扩张及胎先露下降：肛门指诊检查宫口扩张和胎先露下降程度，并绘制出产程图。肛查次数不宜过多，潜伏期每 2～4 小时检查一次，活跃期每 1～2 小时检查一次，宫口近开全时应半小时检查一次，检查总次数一般超过 10 次。

（3）胎心：正常胎心率为 110～160 次/分。胎心听诊应在宫缩间歇期进行，每次听诊 1 分钟并计数。潜伏期每 1～2 小时听诊一次，进入活跃期每 15～30 分钟一次，破膜后应立即听诊。

（4）胎膜破裂：一旦发现胎膜破裂，立即让产妇取平卧位并听取胎心，观察羊水的性状和流出量，记录破膜时间。

2. 一般情况观察及处理

（1）观察生命体征：正常情况下每 8 小时测量体温、脉搏一次，若遇胎膜早破或有感染征象，应每 4 小时测量一次。

（2）精神安慰，提高对产痛的耐受力。

（3）合理进食：鼓励产妇在宫缩间歇期少量多餐。

（4）活动与休息：胎膜未破、宫缩不强者，鼓励产妇在室内适当活动。若初产妇宫口开大 5cm 以上、经产妇宫口开大 3cm，应左侧卧位卧床待产。当初产妇宫口开全、经产妇宫口开大 4cm 时应由待产室转入分娩室。

（5）排尿与排便：鼓励产妇每 2～4 小时排尿 1 次。初产妇宫口扩张 <4cm，经产妇宫口扩张 <2cm 时可给予温肥皂水灌肠。以下情况不能灌肠：胎膜破裂、异常阴道流血、胎头未衔接、胎位异常、剖宫产史、宫缩过强、胎儿宫内窘迫、短时间即将分娩及妊娠合并心脏病等。未灌肠者鼓励排便一次。

二、第二产程的临床经过及处理

（一）临床经过

1. 宫缩频而强，开始使用腹压，产妇在宫缩时不自主地屏气用力，同时肛门括约肌逐渐松弛张开。

2. 产力推动胎头下降，使会阴体被动扩张变薄，阴唇逐渐张开。

3. 胎儿逐渐娩出　宫缩时胎头露出阴道口，间歇时又缩回阴道内，称胎头拨露；几次拨露后胎头双顶径已越过骨盆出口，宫缩间歇期不再回缩，称胎头着冠。胎头着冠后开始仰伸，使胎头娩出，随即复位和外旋转，胎儿前肩、后肩、胎体相继娩出。

（二）观察与处理

1. 观察胎心及产程进展　每 5～10 分钟听 1 次胎心，或用胎儿监护仪动态监测。

2. 指导产妇使用腹压。

3. 接产准备　当初产妇宫口开全、经产妇宫口开大 4cm 且宫缩规律有力时即应做好接产准备。

（1）物品准备：高压灭菌产包、气门芯、新生儿吸痰管、吸痰器、常用急救药品等。

（2）产妇外阴准备：放置一次性防水垫和便盆于产妇臀下，分三步进行。第一步用消毒纱球蘸肥皂水擦洗外阴部，顺序是小阴唇、大阴唇、阴阜、大腿内上 1/3、会阴、肛门周围及肛门；第二步用消毒干纱布遮住阴道口，用温开水 800ml 冲洗掉外阴部的皂液，顺序是自上而下、自外而内；第三步移去阴道口纱布，用 0.5% 聚维酮碘消毒，消毒顺序同第一步。移去便盆和防水垫，臀下垫消毒巾。

（3）接产者准备：常规刷手、穿手术衣、戴无菌手套后，助手协助打开产包。接产者先将产包内大单两角展开，平铺在产妇臀下，大单上缘直达产妇腰部，分别套上腿套，铺上孔巾，露出外阴部。助手打开红外线辐射灯预热新生儿处理台，并备好新生儿包被。

4. 接产

（1）接产要领：保护会阴防止软产道撕裂伤，按分娩机制协助胎头俯屈及仰伸。

（2）评估会阴条件，必要时会阴切开。

（3）接产步骤：当胎头拨露会阴后联合较紧张时，开始保护会阴，宫缩间歇期暂停保护，以免引起会阴水肿。当胎头枕骨在耻骨弓下露出时，协助胎头仰伸。产妇屏气用力的时机要与接生者配合，保证胎头缓慢娩出。胎头娩出后立即挤出口鼻内的液体，以减少胎儿吸入羊水和血液，并协助胎头复位、外旋转、向下轻压胎儿颈部，协助前肩娩出，继之再向上托起胎颈，使后肩缓慢娩出。

（4）脐带绕颈的处理：绕颈一周且较松者，可将脐带上推或下滑，使之沿胎肩或胎头退出；绕颈较紧或绕两周以上者，用两把止血钳夹住一段脐带并从中间剪断。脐带松解后，再协助胎体娩出。

三、第三产程的临床经过及处理

（一）临床经过

子宫收缩使胎盘剥离。胎盘剥离的征象有：①子宫收缩、变硬，宫底上升呈球形；②阴道少量出血；③露于阴道外口的脐带自行向下延伸；④在耻骨联合上方按压子宫下段，子宫底上升，而阴道外口的脐带向外延伸不再回缩。胎盘娩出有两种方式，即胎儿面娩出和母体面娩出。

（二）处理

新生儿娩出后的首要任务是清理呼吸道，继而刺激啼哭、阿普加（Apgar）评分、处理脐带等，同时要预防产后出血。

1. 新生儿处理

（1）清理呼吸道，建立呼吸。

（2）新生儿阿普加评分：是判断新生儿有无窒息以及窒息严重程度的常用方法。8～10 分为正常新生儿；4～7 分为轻度窒息，又称青紫窒息；0～3 分为重度窒息，又称苍白窒息。

出生后 1 分钟评分反映胎儿宫内缺氧及出生时窒息情况,5 分钟、10 分钟评分反映复苏效果,与预后关系密切。

新生儿阿普加评分法(Apgar score)

体征	应得分数		
	0 分	1 分	2 分
每分钟心率	0	<100 次/分	≥100 次/分
呼吸	0	浅慢,不规则	规则、啼哭
肌张力	瘫软	四肢稍屈	四肢活动活跃
喉反射	无反射	有些动作	咳嗽、恶心
皮肤颜色	青紫、苍白	躯干红润,四肢青紫	全身红润

(3)处理脐带:结扎脐带的方法有双重棉线结扎法、气门芯、脐带夹、血管钳等,其中以前两种方法较为常用。处理脐带过程要注意保暖。

(4)母婴同室前处理:擦干新生儿身上的羊水和血迹,检查体表有无畸形后将新生儿放置在备好的处理台上。台下人员在新生儿记录单上留下新生儿足印和母亲拇指印。进一步详细检查新生儿体表畸形,测量身长、体重。将标有母亲姓名、新生儿性别、体重、出生时间的腕带系在新生儿手腕上。褓褓外系上标有母亲信息的小标牌,并进行第一次母婴接触和乳头吸吮。

2. 协助胎盘娩出 当确定胎盘已完全剥离后,接产者右手牵拉脐带,左手经腹壁握持宫底并轻轻按揉,嘱产妇加腹压,当胎盘娩出至阴道口时,双手捧住胎盘,朝一个方向旋转并缓慢向外牵拉,协助胎盘胎膜完整娩出,同时用弯盘收集阴道流血并统计出血量。

3. 检查胎盘、胎膜是否完整,及时发现副胎盘。测量胎盘大小、厚度以及脐带长度。

4. 检查软产道有无裂伤,若有裂伤应立即缝合。

5. 预防产后出血 在胎儿双肩娩出后立即给产妇肌内注射缩宫素 10U。若胎盘未完全剥离出血较多或胎儿娩出 30 分钟胎盘尚未娩出,应手取胎盘。如果胎盘、胎膜娩出不全,应行产后刮宫术。

第五节 产时服务

一、分娩镇痛

分娩镇痛的适应证包括:①无剖宫产适应证;②无麻醉药使用及硬膜外麻醉禁忌证;③产妇及家属自愿。

分娩镇痛的禁忌证包括:①产妇拒绝;②凝血功能障碍或接受抗凝治疗期间;③局部皮肤感染或全身感染者;④产妇难治性低血压及低血容量、显性或隐性大出血;⑤原发性或继发性宫缩乏力致产程进展缓慢;⑥对所使用的药物过敏;⑦已经过度镇静;⑧伴严重的基础疾病,包括神经系统严重病变引起的颅内压增高、严重主动脉瓣狭窄和肺动脉高压、上呼吸道水肿等。

分娩镇痛时机:在产程过程中,只要产妇提出要求,排除分娩镇痛禁忌,均可给予镇痛。

分娩镇痛的给药途径有椎管内和吸入性给药,包括:①连续硬膜外镇痛;②产妇自控硬膜外镇痛;③腰麻 – 硬膜外联合阻滞;④微导管连续腰麻镇痛;⑤产妇自控静脉瑞芬太尼镇痛;⑥氧化亚氮吸入镇痛。上述镇痛方法均适用于第一、二产程。

二、计划分娩

计划分娩是指根据孕妇和胎儿情况,用不同的引产方法促进宫颈成熟并发动宫缩,使分娩过程在预定的时间内完成。计划分娩的程序包括以下三个步骤:

1. 判断胎儿成熟度　胎儿成熟是实施计划分娩的前提条件。B 超检查胎盘为 Ⅱ~ Ⅲ级、胎儿双顶径大于 8.5cm,股骨长度大于 7cm 等,提示胎儿成熟。

2. 促进宫颈成熟　常用的方法有:①普拉睾酮缓慢静脉注射;②缩宫素静脉点滴;③米索前列醇 25μg 放置于阴道后穹隆;④放置一次性宫颈扩张棒。

3. 引产　宫颈成熟者应予以引产,常用缩宫素静脉滴注。

【护考练习题】

1. 决定分娩的因素不包括
   A. 胎儿大小　　　　　　B. 胎方位　　　　　　C. 胎心率
   D. 骨盆大小　　　　　　E. 产力强弱

2. 分娩时最主要的产力是
   A. 子宫收缩力　　　　　B. 肛提肌收缩力　　　C. 腹肌收缩力
   D. 膈肌收缩力　　　　　E. 骨骼肌收缩力

3. 关于产力的描述,下列错误的是
   A. 子宫收缩贯穿在分娩全程
   B. 每次宫缩起自于两侧宫角
   C. 子宫收缩力以子宫下段最强
   D. 子宫收缩具有节律性、对称性和极性、缩复作用
   E. 腹肌和膈肌的收缩力在第二产程开始使用

4. 关于骨产道的叙述,正确的是
   A. 骨盆入口平面是一个纵椭圆形　　B. 骨盆出口平面在同一平面上
   C. 中骨盆平面是横椭圆形　　　　　D. 骨盆出口前后径小于横径
   E. 中骨盆平面是骨盆腔最狭窄的平面

5. 如果坐骨结节间径小于 8cm,应测量
   A. 出口前矢状径　　　　B. 出口后矢状径　　　C. 骶耻内径
   D. 出口横径　　　　　　E. 对角径

6. 正常骨盆出口平面的横径应为
   A. 9cm　　　　　　　　B. 10cm　　　　　　　C. 11cm
   D. 12cm　　　　　　　E. 13cm

7. 骨盆轴指
   A. 骨盆腔的中心线　　　　　　　　B. 骨盆腔各平面的中心线
   C. 骨盆腔各平面的假想轴线　　　　D. 贯穿骨盆腔各平面弯曲的弓状线
   E. 贯穿骨盆腔各平面中心点的假想轴线

8. 关于会阴下述**错误**的是
    A. 会阴是阴道口与肛门之间楔形软组织   B. 会阴也是盆底的一部分
    C. 会阴包括皮肤、筋膜、部分肛提肌   D. 中心腱是会阴组成部分
    E. 分娩时会阴伸展性很小

9. 关于产程分期,正确的是
    A. 第一产程,初产妇约为 11 ~ 12 小时   B. 第一产程经产妇约需 8 ~ 10 小时
    C. 第二产程初产妇约需 2 ~ 3 小时   D. 第二产程经产妇约需 1 ~ 2 小时
    E. 第三产程初产妇与经产妇均需 40 分钟左右

10. 关于正常枕先露分娩机制,正确的是
    A. 下降、衔接、内旋转、俯屈、仰伸、复位外旋转
    B. 衔接、俯屈、内旋转、下降、仰伸、复位外旋转
    C. 衔接、下降、俯屈、内旋转、仰伸、复位外旋转
    D. 下降、俯屈、衔接、内旋转、仰伸、复位外旋转
    E. 衔接、下降、内旋转、俯屈、仰伸、复位外旋转

11. 正常分娩胎头入盆衔接时的径线是
    A. 枕下前囟径   B. 枕额径   C. 双颞径
    D. 双顶径   E. 枕颏径

12. 胎头完成内旋转是在
    A. 产程开始   B. 第一产程中   C. 第一产程末
    D. 第二产程中   E. 第二产程末

13. 下列最能代表产程进展情况的是
    A. 子宫收缩强度和频率   B. 宫口扩张与胎先露下降
    C. 胎位   D. 胎心率
    E. 是否破膜

14. 可以动态监测产妇产程进展和识别难产的重要手段是
    A. 胎儿监护   B. 多普勒听胎心   C. 产程图
    D. 阴道检查   E. 肛门检查

15. 为临产后的产妇进行胎心听诊应选择在
    A. 宫缩刚开始时   B. 宫缩最强烈时   C. 宫缩快结束时
    D. 宫缩间歇期   E. 宫缩任何时间

16. 活跃期护士听诊胎心的间隔时间是
    A. 5 ~ 10 分钟   B. 15 ~ 30 分钟   C. 45 分钟
    D. 50 分钟   E. 60 分钟

17. 进入第二产程可靠标志是
    A. 产妇屏气向下用力   B. 胎足露出阴道口
    C. 产妇排便感强烈   D. 宫口开全
    E. 脐带脱出于阴道口外

18. 胎盘剥离的征象**不包括**
    A. 宫底上升   B. 阴道少量流血
    C. 阴道口外露的脐带自行缩回   D. 阴道口外露脐带自行延伸

E. 用手按压子宫下段时,阴道口外露脐带不回缩

19. 初产妇第三产程的时间一般**不超过**

    A. 20 分钟　　　　　　B. 30 分钟　　　　　　C. 40 分钟

    D. 50 分钟　　　　　　E. 60 分钟

20. 第三产程护理措施**错误**的是

    A. 胎儿娩出后立即挤压子宫促使胎盘娩出

    B. 检查胎盘胎膜

    C. 检查阴道有无裂伤

    D. 产妇在产房观察 2 小时

    E. 产后 2 小时送产妇到休养室

21. 下列**不是**新生儿 Apgar 评分指标的是

    A. 心率　　　　　　　B. 呼吸　　　　　　　C. 肌紧张

    D. 体温　　　　　　　E. 喉反射

22. 新生儿娩出首选的护理措施是

    A. 早接触　　　　　　B. 清理呼吸道　　　　C. 结扎脐带

    D. 滴眼药水　　　　　E. 新生儿评分

23. 某产妇,孕 32 周,今晨外出时被车撞倒,出现腹痛,下午自然分娩一男婴。该产妇属于

    A. 足月产　　　　　　B. 流产　　　　　　　C. 先兆临产

    D. 早产　　　　　　　E. 过期产

24. 孕妇,产前检查时骨盆外测量出口横径为 8cm,现入院待产,能否经阴道分娩,需进一步测量

    A. 骶耻内径　　　　　B. 耻骨弓角度　　　　C. 出口前矢状径

    D. 出口后矢状径　　　E. 入口前后径

25. 张女士孕 41 周,今晨 6:00 规律宫缩进入产程,13:00 肛查宫口开大 2cm,该产妇处于的产程是

    A. 第二产程　　　　　B. 第一产程潜伏期　　C. 第一产程活跃期

    D. 第三产程　　　　　E. 第四产程

26. 孕妇,孕 40 周临产,规则宫缩 12 小时,破膜 10 小时。肛查:宫口开大 5cm,先露 S = 0。下列诊断正确的是

    A. 胎膜早破　　　　　B. 正常潜伏期　　　　C. 正常活跃期

    D. 潜伏期延长　　　　E. 第一产程延长

27. 对于第一产程的观察和护理,正确的是

    A. 自然破膜多发生在胎头进入骨盆入口时

    B. 初产妇宫口开大 8cm 以内可以自行温肥皂水灌肠

    C. 从出现规律宫缩到到宫口开全初产妇约需 11 ~ 12 小时

    D. 每隔 0.5 小时听胎心一次

    E. 嘱产妇宫缩时使用腹压

28. 某产妇分娩时后宫口开大 4cm 时出现烦躁不安,对自然分娩没有信心,要求剖宫产。此时护士对改产妇应该采取的主要护理措施是

  A. 指导产妇屏气用力,使用腹压 B. 提供心理支持,减轻焦虑

  C. 鼓励进食,保持体力 D. 监测胎心

  E. 做好剖宫产准备

29. 某产妇已经进入产程 10 小时,现宫口开大 4cm,在对该产妇进行护理评估时,出现以下哪项身体状况应报告医生

  A. 胎心 132 次/分 B. 阴道少量血性分泌物

  C. 产妇不自主屏气用力 D. 宫缩间隔 3 分钟,持续 40 秒

  E. 血压 120/85mmHg

30. 产妇,G_2P_1,孕 40 周,三年前自然分娩一次。现入院检查宫口开大 1cm,胎位为枕左前,胎心音 132 次/分。下列护理措施中错误的是

  A. 备皮 B. 鼓励少量多次进食

  C. 灌肠 D. 陪伴产妇,介绍待产室环境

  E. 绝对卧床休息

31. 妊娠 39 周孕妇,检查:规律宫缩,枕左前位,胎心 146 次/分,宫口开大 5cm,护理措施中错误的是

  A. 指导合理进食 B. 休息时取左侧卧位

  C. 宫缩时嘱正确用腹压 D. 每隔 1~2 小时听一次胎心

  E. 鼓励 2~4 小时排尿一次

32. 初产妇,足月临产,进入第二产程,宫缩规律有力。宫缩时因疼痛加剧,产妇烦躁不安、大声喊叫,要求剖宫产尽快结束分娩。此时,产妇主要的心理特点是

  A. 焦虑 B. 内省 C. 依赖

  D. 悲伤 E. 抑郁

33. 某新生儿出生时全身青紫,四肢伸展,无呼吸,心率 80 次/分,用洗耳球插鼻有皱眉动作,该新生儿 Apgar 评分是

  A. 0 分 B. 1 分 C. 2 分

  D. 3 分 E. 4 分

34. 产后 2 小时观察内容不包括

  A. 血压及脉搏 B. 子宫收缩情况 C. 阴道流血量

  D. 乳汁分泌情况 E. 膀胱充盈情况

(35~36 题共用题干)

  产妇 36 岁,孕 40 周。于 2 天前开始每天夜间出现宫缩,清晨消失,1 天前阴道有少许血性分泌物。

35. 此时产妇的情况是

  A. 孕妇紧张造成的宫缩,尚未临产 B. 假临产

  C. 临产 D. 第一产程

  E. 第二产程

36. 今日孕妇出现宫缩,每 4~5 分钟 1 次,每次持续约 40 秒,提示孕妇的状态是

  A. 先兆临产 B. 临产 C. 出现了异常宫缩

  D. 进入第一产程活跃期 E. 进入第二产程

(37~38题共用题干)

产妇27岁,孕期检查正常。现临产4小时,检查:血压正常,宫缩持续30秒,间歇4~5分钟,LOA,胎心140次/分,宫口开大1cm,未破膜。

37. 对该产妇的护理措施,**错误**的是
    A. 给予半流食   B. 创造温馨待产环境
    C. 自由体位   D. 指导产妇每小时排尿1次
    E. 在宫缩间歇时听胎心1次/1~2小时

38. 听诊胎心的位置应在
    A. 左下腹   B. 左上腹   C. 右下腹
    D. 右上腹   E. 耻骨联合上

(39~42题共用题干)

某产妇规律宫缩11小时,宫缩4次/10分,现每次持续40秒,宫口开大10cm,胎心144次/分。

39. 关于该产妇目前的产程判断下列正确的是
    A. 第一产程   B. 第二产程   C. 活跃期
    D. 潜伏期   E. 第三产程

40. 产程观察中,以下**不是**重点评估的内容是
    A. 胎心   B. 羊水   C. 胎儿是否拨露
    D. 宫缩强度   E. 腹围

41. 评估产妇的身心状况,下列属于异常的是
    A. 产妇不自主屏气用力   B. 阴道口逐渐张开,肛门松弛
    C. 产妇疼痛不安,要求剖宫产   D. 胎心168次/分
    E. 宫缩时有少量羊水流出

42. 新生儿娩出后,护士对其评分,主要的评分项目是
    A. 心率、脉搏、呼吸、喉反射、皮肤颜色
    B. 心率、呼吸、肌张力、喉反射、皮肤颜色
    C. 心率、脉搏、肌张力、喉反射、皮肤颜色
    D. 脉搏、呼吸、肌张力、喉反射、皮肤颜色
    E. 心率、体温、肌张力、喉反射、皮肤颜色

(李民华)

第七章　正　常　产　褥

【学习小结】

本章讲授的是关于正常产褥期母体的生理变化、临床表现、产褥期的处理及保健的内容。共分三节:第一节产褥期母体的生理变化;第二节产褥期临床表现;第三节产褥期处理及保健。

【重点难点解析】

从胎盘娩出至产妇全身各器官除乳腺外恢复至正常未孕状态所需的一段时期,称为产褥期,一般为6周。

第一节　产褥期母体的生理变化

一、生殖系统的变化

(一)子宫复旧

产褥期子宫变化最大。产后10日,子宫降入盆腔内;产后6周,子宫恢复至未孕大小。胎盘附着部位之外的子宫内膜修复,约需3周;胎盘附着部位的内膜完全修复,约至产后6周。产后4周,子宫颈恢复至未孕时形态。

(二)阴道及外阴的变化

阴道黏膜皱襞约在产后3周重新显现,但阴道紧张度不能恢复至未孕时的状态。分娩后外阴轻度水肿,于产后2~3日内逐渐消退。

(三)盆底组织的变化

产后盆底肌张力下降。若盆底组织严重损伤、撕裂,未能及时修补或产后过早从事重体力劳动、便秘、长期咳嗽等,则可导致阴道壁膨出,甚至子宫脱垂。

(四)卵巢及输卵管的变化

哺乳产妇,约在产后4~6个月恢复排卵;不哺乳产妇,产后10周左右恢复排卵。哺乳期产妇月经来潮前有受孕的可能。

二、乳房的变化

产后乳房的主要变化是泌乳。母乳的成分及其变化:初乳系指产后7日内分泌的乳汁,含丰富蛋白质,尤其是分泌型IgA(SIgA)。产后7~14日分泌的乳汁为过渡乳。产后14日以后分泌的乳汁为成熟乳。母乳是婴儿理想的天然食物。多数药物可经母血进入乳汁中。

三、血液及循环系统的变化

产褥早期血液仍处于高凝状态。血红蛋白及红细胞水平于产后1周左右逐渐增多；产褥早期白细胞总数仍较高，一般产后1~2周恢复正常。产后72小时内，产妇循环血量增加15%~25%，心脏负担加重。

四、消化系统的变化

产后活动少、腹肌及盆底肌肉松弛，故容易发生便秘。

五、泌尿系统的变化

产后1周内尿量增多。在分娩过程中，膀胱受压致使黏膜水肿、充血及肌张力降低，以及会阴伤口疼痛、不习惯卧床排尿等原因，致使产褥早期，尤其在产后24小时内，产妇容易发生尿潴留。

六、内分泌系统的变化

妊娠期脑垂体、甲状腺和肾上腺功能均增强，产褥期逐渐恢复至未孕状态。

七、腹壁的变化

腹壁紧张度需在产后6~8周恢复。初产妇紫红色妊娠纹变成银白色陈旧妊娠纹。

第二节 产褥期临床表现

（一）生命体征
产后最初24小时内体温略升高，一般不超过38℃。产后3~4日出现乳房血管、淋巴管极度充盈，乳房胀大，伴37.8~39℃发热，称为泌乳热，为生理现象。产后脉搏、呼吸减慢。血压平稳。

（二）子宫复旧
胎盘娩出后，子宫圆而硬，子宫底在脐下一指。产后第一日，宫底上升平脐，以后每天下降1~2cm，产后10日子宫降入骨盆腔内。

（三）产后宫缩痛
于产后1~2日出现，持续2~3日自然消失，多见于经产妇。哺乳时疼痛加重。不需特殊用药。

（四）恶露
血性恶露：量多，色鲜红，含有大量的血液、坏死的蜕膜组织及少量胎膜。持续3~4日；浆液性恶露：色较淡，含少量血液，有较多的坏死蜕膜组织、宫颈黏液、少量红细胞及白细胞，且有细菌。持续10日左右。白色恶露：色泽较白，黏稠、量少，含大量白细胞、坏死蜕膜组织、表皮细胞及细菌等。可持续3周。正常恶露为血腥味，持续4~6周，总量为250~500ml。

（五）褥汗
产褥1周内大量出汗，为生理现象。

第三节　产褥期处理及保健

一、产褥期处理

（一）产后 2 小时内的处理

产后 2 小时内除协助产妇首次哺乳外,还要观察阴道流血量、子宫收缩、宫底高度、膀胱充盈与否等,并应测量血压、脉搏。

（二）饮食

产后 1 小时,进流食或清淡半流食,以后可多进蛋白质和多吃汤汁食物,并适当补充维生素和铁剂。

（三）排尿及排便

产后 4 小时内应让产妇排尿,预防便秘。

（四）观察子宫复旧及恶露

每日应于同一时间手测宫底高度,以了解子宫复旧情况。每日应观察恶露数量、颜色及气味。

（五）会阴处理

用 0.05% 聚维酮碘液擦洗外阴,每日 2 ~ 3 次,平时保持会阴部清洁及干燥。会阴部有水肿者,可用 50% 硫酸镁液湿热敷,产后 24 小时后可用红外线照射外阴。会阴部有缝线者,应每日检查伤口周围有无红肿、硬结及分泌物,并嘱产妇健侧卧位,于产后 3 ~ 5 日拆线。

（六）乳房护理

哺乳开始后,遇以下情况应分别处理:

1. 乳胀　多因乳房过度充盈及乳腺管不通畅所致。也可采取以下措施:尽早哺乳、按需哺乳;增加哺乳次数;吮吸力不足时,将乳汁挤出,促使乳房排空有助于乳腺导管的通畅;外敷、按摩乳房;有明显的硬结时可用散结通乳中药煎服。

2. 催乳　产后产妇乳汁的产生量与哺乳方法、营养状况、休息质量、精神心理、体质等因素有关,若出现乳汁不足应及时寻找原因,对因处理。

3. 退奶　最简单的方法是停止哺乳,不排空乳房,限制汤类饮食。遵医嘱给予维生素 B_6、己烯雌酚、生麦芽煎服、芒硝外敷。

4. 乳头皲裂　乳头皲裂好发于哺乳方法不当的初产妇。可采取以下措施:皲裂轻者应继续哺乳,哺乳前湿热敷乳房,哺乳后再挤出少许乳汁涂于乳头、乳晕上,短暂暴露和干燥,也可涂抗生素软膏 10% 的复方苯甲酸酊;皲裂严重者应停止哺乳。

二、产褥期保健

（一）生活指导

保持良好生活习惯,室内温度适宜,通风良好。夏季注意凉爽,冬季注意保暖。

（二）适当活动及做产后保健操

产后 24 小时可下床活动,并可开始做产后保健操。避免过久下蹲及重体力劳动。

（三）计划生育指导

产褥期禁止性生活。哺乳者以工具避孕为宜,不可选用口服药物避孕。

（四）产后检查

产后访视 3 次，了解产妇和新生儿健康状况。产后 42 天进行产后复查。

【护考练习题】

1. 产褥期母体变化最大的器官是
   A. 乳房   B. 子宫   C. 肾脏
   D. 肝脏   E. 心脏

2. 子宫内膜胎盘附着处完全修复需
   A. 3 周   B. 4 周   C. 5 周
   D. 6 周   E. 8 周

3. 产后正常血性恶露持续
   A. 3 日   B. 10 日   C. 2 周
   D. 3 周   E. 4 周

4. 产后 72 小时内血容量的变化为
   A. 增加 20%~30%   B. 减少 15%~25%
   C. 增加 25%~35%   D. 减少 25%~35%
   E. 增加 15%~25%

5. 下列对于正常产褥期妇女的描述，正确的是
   A. 宫体恢复到未孕大小需要 4 周
   B. 产后外阴水肿在产后 7~8 天可消失
   C. 于产后 2 周宫颈完全恢复至正常状态
   D. 于产后 10 日，腹部检查扪不到宫底
   E. 产后卵巢功能恢复的时间与产后是否哺乳无关

6. 产褥期子宫的表现**错误**的是
   A. 产后第一天宫底稍上升至平脐
   B. 宫底平均每天下降 1~2cm
   C. 产后宫缩痛于产后 1~2 天出现．持续性 2~3 天自然消失
   D. 产后 2 周子宫降入盆腔
   E. 哺乳可使产后宫缩痛加重

7. 下列**不属于**产后 2 小时观察的项目是
   A. 子宫收缩情况   B. 血压脉搏   C. 阴道流血量
   D. 有无泌乳   E. 膀胱是否充盈

8. 产后会阴水肿下列处理正确的是
   A. 75% 乙醇湿敷   B. 碘酒湿敷   C. 碘伏湿敷
   D. 50% 硫酸镁湿敷   E. 新洁尔湿敷

9. 产后如会阴切口处疼痛剧烈或有肛门坠胀感应怀疑
   A. 会阴部伤口血肿   B. 会阴部伤口水肿
   C. 产后出血   D. 胎盘残留
   E. 体位不妥

10. 产后子宫颈完全恢复到正常形态的时间是

A. 产后 3~5 日   B. 产后 1 周   C. 产后 3 周
D. 产后 4 周   E. 产后 6 周

11. 轻度会阴撕裂在产后几日能自行愈合
    A. 产后 3~5 日   B. 产后 1 周   C. 产后 10 天
    D. 产后 3 周   E. 产后 6 周

12. 产褥期护理**错误**的是
    A. 产妇应预防便秘,多食蔬菜   B. 鼓励产妇尽早下床活动
    C. 产妇不从事体力劳动   D. 鼓励产妇多饮水
    E. 产妇多汗应经常更衣

13. 下列为异常恶露的是
    A. 血性恶露主要由血液组成,色红,量多
    B. 血性恶露可持续 3~7 天
    C. 浆性恶露主要是蜕膜组织,色淡红
    D. 白色恶露中有大量白细胞、退化的蜕膜组织
    E. 正常的恶露可有少量脓液

14. 产后饮食安排**不正确**的是
    A. 高蛋白饮食   B. 要注意营养的全面性
    C. 为防便秘,应给高脂肪类食物   D. 禁食辛辣刺激性食物
    E. 食物种类应多样化,不偏食

15. 产后观察和护理**不妥**的是
    A. 产后每天同一时间观察宫底的高度
    B. 了解子宫复旧时先让患者排空膀胱
    C. 宫缩不良者应给予宫缩剂
    D. 正常的恶露有腐臭味,子宫有压痛
    E. 子宫复旧不良时,恶露量增多、色红、持续时间较长

16. 下列产褥期处理,**错误**的是
    A. 鼓励产妇尽早自解小便
    B. 冲洗外阴阴道
    C. 鼓励产妇早日下床活动
    D. 产后 2 小时内应密切观察阴道出血量及子宫收缩情况
    E. 每日观察恶露量、颜色、气味

17. 下列是正常产褥期表现的是
    A. 产后脉搏偏快   B. 胎盘娩出后宫底平脐
    C. 哺乳可加重产后宫缩痛   D. 产后 24 小时体温超过 38℃
    E. 产后 24 小时白细胞恢复至正常范围

18. 指导母乳喂养方法**错误**的是
    A. 一般于产后半小时内开始哺乳
    B. 向孕产妇宣传母乳喂养的好处
    C. 产后一周内哺乳次数应频繁些,每 1~3 小时哺乳一次
    D. 每次哺乳后应将新生儿抱起轻拍背部,排出胃内空气

E. 实行定时哺乳

19. 下列正确地描述了初乳与成熟乳比较的是
    A. 初乳及成熟乳中,均含有大量免疫球蛋白 IgA
    B. 初乳中含有较多蛋白质
    C. 初乳中脂肪及糖类含量较高
    D. 初乳持续约 3 天以后,逐渐变为成熟乳汁
    E. 大多数药物不经母血渗入乳汁中

20. 关于初乳,下列**不正确**的是
    A. 呈淡黄色,含有丰富的脂质　　　　　B. 含蛋白质多
    C. 含乳糖较少　　　　　　　　　　　　D. 含 β 胡萝卜素多
    E. 含大量免疫抗体,如分泌型 IgA

21. 母乳喂养时,避免母亲乳头皲裂最主要的措施是
    A. 喂哺前消毒乳头　　　　　　　　　　B. 喂哺后清洗乳头
    C. 苯甲酸雌二醇涂乳头以防皲裂　　　　D. 让新生儿早吸吮多吸吮母乳
    E. 保持新生儿正确吸吮母乳的姿势

22. 陈女士,孕 40 周,会阴左侧切开术下分娩一女婴,新生儿体重 3700g,产后第 4 天,伤口红肿、疼痛、流脓。处理**错误**的是
    A. 嘱右侧卧位　　　　B. 拆线引流　　　　C. 会阴擦洗
    D. 红外线照射　　　　E. 坐浴

23. 下列退奶方法,**错误**的是
    A. 芒硝外敷　　　　　B. 口服溴隐亭　　　　C. 生麦芽煎饮
    D. 口服大量孕激素　　E. 口服大量雌激素

24. 某产妇,产后 4 天,**不符合**正常产褥现象的是
    A. 出汗多　　　　　　　　　　B. 阴道分泌物颜色鲜红
    C. 乳房胀痛　　　　　　　　　D. 哺乳时腹部疼痛
    E. 低热,37.5℃

25. 张女士,第一胎,足月顺产,阴道分娩,会阴 1 度裂伤,产后 2 天裂伤缝合处水肿明显,会阴护理措施中正确的是
    A. 冲洗阴道、会阴　　　　　　B. 外用消炎药膏
    C. 50% 硫酸镁湿敷伤口　　　　D. 坐浴,2 次/日
    E. 伤口侧卧位

26. 初产妇,阴道分娩后 5 天,乳汁少,以下鼓励母乳喂养的措施中,**错误**的是
    A. 母婴同室　　　　　　　　　　B. 多进营养丰富的汤汁饮食
    C. 两次哺乳间给婴儿喂少量糖水　　D. 增加哺乳次数
    E. 精神愉快,睡眠充足

27. 产妇陈某,阴道分娩一女婴,过程顺利。为预防尿潴留的发生,应指导她产后第一次排尿在产后
    A. 4 小时内　　　　　　B. 5 小时内　　　　　　C. 6 小时内
    D. 7 小时内　　　　　　E. 8 小时内

28. 初产妇,从分娩第二天起,持续 3 天体温在 37.5℃ 左右,子宫收缩好,无压痛,会阴

伤口红肿、疼痛,恶露淡红色,无臭味,双乳软、无硬结。发热的原因最可能是

    A. 乳腺炎   B. 会阴伤口感染   C. 子宫内膜炎

    D. 上呼吸道感染   E. 宫颈炎

29. 经产妇,产后第一天,诉下腹痛。查有低热,出汗,咽无充血,无恶心呕吐、腹泻,脐下二横指处触及一硬块上界,白细胞 11.0×10^9/L,中性 0.75。最可能的诊断是

    A. 产后子宫内膜炎   B. 产后宫缩痛

    C. 子宫肌瘤红色变性   D. 卵巢囊肿扭转

    E. 子宫肌炎

30. 正常产后第三天,乳房胀痛,无红肿,乳汁少,伴低热。解决方法首选

    A. 芒硝敷乳房   B. 生麦芽煎汤喝

    C. 用吸奶器吸乳汁   D. 让新生儿多吸吮双乳

    E. 少喝汤水

(王雅芳)

第八章　妊娠期并发症

【学习小结】

本章讲述的是妊娠期常见疾病的病因、临床表现、辅助检查及治疗措施。共十二节。第一节自然流产;第二节异位妊娠;第三节早产;第四节过期妊娠;第五节妊娠剧吐;第六节妊娠期高血压疾病;第七节前置胎盘;第八节胎盘早期剥离;第九节多胎妊娠;第十节死胎;第十一节羊水过多;第十二节胎儿窘迫。

【重点难点解析】

第一节　自然流产

妊娠不足 28 周,胎儿体重不足 1000g 而终止者称为流产。发生在 12 周以前为早期流产,发生在 12 周及以后者为晚期流产。主要讲述自然流产。

（一）病因

染色体异常是造成早期自然流产的主要原因。

（二）临床分类及表现

主要症状是停经后出现腹痛及阴道流血。按流产发展的不同阶段,分为以下临床类型。

各型流产的鉴别诊断

类型	病史			妇科检查	
	阴道出血量	下腹痛	组织物排出	子宫颈口	子宫大小
先兆流产	少	无/轻	无	闭合	符合孕周
难免流产	增多	加重	无	扩张	符合/小于孕周
不全流产	增多	剧烈	部分排除	扩张/有组织物塞	小于孕周
完全流产	减少	无	全部排除	闭合或开大	略大于非孕子宫

此外,流产还有以下 3 种特殊情况:

1. 稽留流产　胚胎或胎儿死亡后滞留宫腔内未能自然排出,又称过期流产。无腹痛、无阴道流血或有点滴状少量流血,早期妊娠时早孕反应消失,中期妊娠时无胎心胎动。妇科检查:宫颈口未开,子宫小于停经周数。稽留流产发生后,胚胎组织释放的组织凝血活酶进入母体血液循环引起弥散性血管内凝血（DIC）。

2. 复发性流产　连续发生 3 次或 3 次以上的自然流产称为复发性流产。早期复发性流产多为染色体异常。晚期复发性流产常见原因有子宫颈机能不全。

3. 流产合并感染　流产因流血时间过长或宫腔内组织残留均可引起宫腔内感染,妇科检查:宫颈口开大,子宫复旧不良,子宫部位甚至整个盆腔压痛、反跳痛。

（三）诊断

1. B 超　可以判断胚胎或胎儿大小、是否存活,子宫的大小及宫腔内是否有残存的组织。

2. 妊娠试验　能够判断是否妊娠,了解妊娠的预后需连续动态测定血 HCG。

（四）治疗

1. 先兆流产　卧床休息,减少刺激,给予保胎。

2. 难免流产　一经确诊,尽快促使宫腔内容物排出,防止出血和感染。

3. 不全流产　一旦确诊,立即清除宫腔残留组织,防治出血和感染。

4. 完全流产　不需特殊产科处理。

5. 稽留流产　原则是尽快促使稽留组织排出宫腔,并预防 DIC 的发生。常规进行血常规、凝血功能检查。

6. 复发性流产　预防为主,妊娠前夫妇双方均做全面检查,针对不同病因进行治疗。

7. 流产合并感染　控制感染,尽快清除宫内残留物。

第二节　异 位 妊 娠

凡孕卵在子宫体腔以外着床发育者称异位妊娠。异位妊娠以输卵管妊娠最为多见,输卵管妊娠以壶腹部妊娠多见。

（一）病因

输卵管炎症是导致输卵管妊娠的主要原因。

（二）病理

1. 输卵管妊娠流产　以壶腹部妊娠多见,常发生于妊娠 8～12 周。可因胚泡与管壁剥离的程度,形成输卵管完全流产或不完全流产。

2. 输卵管妊娠破裂　以峡部妊娠多见,常发生于妊娠 6 周左右。

3. 陈旧性宫外孕

4. 继发性腹腔妊娠

（三）临床表现

1. 症状　典型症状为停经后突然腹痛与阴道流血。

（1）停经:多数患者有 6~8 周停经史。

（2）腹痛:是输卵管妊娠患者的主要症状。在输卵管妊娠发生流产或破裂前,常表现为一侧下腹部隐痛或酸胀感。输卵管妊娠发生流产或破裂时,患者突感下腹部一侧撕裂样疼痛,常伴恶心、呕吐。继而血液由局部流向全腹,病人出现全腹疼痛。

（3）阴道流血:多数患者出现不规则少量阴道流血,有时伴有子宫蜕膜排出。

（4）晕厥与休克:由于急性大出血及剧烈腹痛,可引起晕厥或休克。内出血与阴道流血量不成正比。

2. 体征

（1）一般情况：当腹腔内出血不多时，一般情况没有明显的改变；腹腔大量出血时，患者可出现失血性休克体征。

（2）腹部检查：下腹部尤其是患侧有明显的压痛、反跳痛，出血较多时，叩诊有移动性浊音。

（3）盆腔检查：阴道后穹隆饱满，有触痛；出现宫颈举痛或摇摆痛，子宫大于非孕子宫，内出血较多时，子宫有漂浮感。

（四）诊断

1. HCG 测定　异位妊娠时血 β – hCG 水平比宫内妊娠低，连续测定 HCG，若倍增时间大于 7 天，异位妊娠可能性极大。

2. 阴道后穹隆穿刺　是一种简单可靠的诊断方法，适用于有腹腔内出血的患者。若抽出暗红色不凝固血液，说明腹腔存在内出血。

3. B 超检查　是诊断宫外孕必不可少的辅助检查。

4. 腹腔镜检查　是诊断异位妊娠的金标准，适用于输卵管妊娠尚未流产或破裂的早期，在确诊的同时进行手术。已有大量腹腔内出血或伴休克者，禁做腹腔镜检查。

5. 诊断性刮宫　宫腔刮出物病理检查，仅见蜕膜组织不见绒毛。

（五）治疗

1. 药物治疗　适用于异位妊娠流产或破裂之前、要求保留生育能力的患者。

药物治疗的适应证：①孕囊直径≤4cm；②血 HCG＜2000UI/L；③异位妊娠流产或破裂之前或虽有流产但内出血不多，生命体征稳定者；④无药物使用禁忌。

主要的禁忌有：①生命体征不稳定；②异位妊娠破裂；③孕囊直径≥4cm 或≥3.5cm 伴胎心搏动。

2. 手术治疗　是输卵管妊娠的主要治疗方法。

手术治疗的适应证：①腹腔内有出血，生命体征不稳定者；②药物治疗无效者；③药物治疗有禁忌者；④诊断不明确者；⑤异位妊娠有进展者（血 HCG＞3000UI/L 或持续升高、有胎心搏动、附件的包块较大）；⑥随诊不可靠者。

第三节　早　产

妊娠满 28 周而不足 37 周分娩者，称为早产。此期间娩出的新生儿称早产儿。

（一）临床表现

与足月产分娩过程相似，临床上分为先兆早产和早产临产两个阶段。

1. 先兆早产　有规则或不规则宫缩，伴有宫颈管的进行性缩短。

2. 早产临产　①出现规则宫缩（20 分钟≥4 次，或 60 分钟≥8 次），伴有宫颈的进行性改变；②宫颈扩张 1cm 以上；③宫颈展平≥80%。

（二）治疗

治疗原则：无继续妊娠禁忌者尽量保胎至 34 周。

1. 卧床休息、抑制宫缩，应住院绝对卧床休息。选用宫缩抑制剂。

2. 促进胎儿肺成熟　妊娠不足 34 周，一周内有可能分娩的孕妇，应用糖皮质激素地塞米松促进肺成熟。

3. 终止妊娠的指征　①宫缩增强，经过治疗不能控制者；②出现宫内感染者；③继续妊娠对母儿弊大于利者;④妊娠已达34周者。

第四节　过期妊娠

平时月经规则,妊娠达到或超过42周尚未分娩者,称过期妊娠。过期妊娠易发生多种并发症,使围生儿的病残率及死亡率增加,同时导致手术产率及母亲产伤增加。

（一）诊断

1. 核实孕周　根据孕妇的月经史、早孕反应及胎动出现的时间、子宫的大小进一步核实妊娠时间。

2. 辅助检查

（1）B超检查:根据胎盘成熟度、胎儿双顶径、股骨长、羊水量等综合判断。

（2）胎儿电子监护:无应激试验(NST)每周2次,无反应者继续做宫缩激惹试验(OCT),若反复出现晚期减速,提示胎儿缺氧。

（二）治疗

核实孕周,如确为过期妊娠,及时终止妊娠。根据胎盘及胎儿情况选择合适的分娩方式。

第五节　妊娠剧吐

孕妇妊娠5~10周频繁恶心呕吐,不能进食,排除其他疾病引发的呕吐,体重较妊娠前减轻≥5%、体液电解质失衡及新陈代谢障碍,需住院输液治疗者为妊娠剧吐。

（一）临床表现

年轻初孕妇发生妊娠剧吐几率高,一般在停经40日左右出现,呕吐频繁不能进食,引起脱水及电解质紊乱、代谢性酸中毒。

（二）诊断

在诊断妊娠剧吐时必须具备:每日呕吐≥3次,尿酮体阳性,体重较妊娠前减轻≥5%。

（三）治疗

1. 止吐补液、纠正酸中毒及电解质失衡　妊娠剧吐严重者应住院治疗,禁食。每日补充液体量不少于3000ml,使每日尿量达到1000ml以上。止吐首选维生素B$_6$。

2. 必要时终止妊娠　终止妊娠指征:体温升高,持续在38℃以上;心率每分钟超过120次;持续出现黄疸或蛋白尿,甚至出现抽搐者。

第六节　妊娠期高血压疾病

（一）病因及高危因素

病因不明。子痫前期病史;慢性高血压、肾炎、糖尿病病史;双胎妊娠、羊水过多;高龄初产妇,年龄>40岁;肥胖;营养不均衡;家族高血压病史等均为其高危因素。

（二）病理生理

妊娠期高血压疾病的基本病理变化是全身小动脉痉挛。主要器官会发生因为缺血、缺氧引起一系列症状,尤其是对脑、肾脏、肝脏、心血管、胎儿胎盘的影响最为明显。胎盘早剥是其最常见的并发症,脑血管意外是子痫患者死亡的最常见原因。

（三）分类及临床表现

妊娠高血压疾病的分类及临床表现

分类		临床表现
妊娠期高血压		妊娠期首次出现,收缩压≥140mmHg 和（或）舒张压≥90mmHg,于产后 12 周内恢复正常;尿蛋白（－）,产后方可确诊。部分患者可伴上腹部不适或血小板减少。
子痫前期	轻度	妊娠 20 周以后出现收缩压≥140mmHg 和（或）舒张压≥90mmHg 伴尿蛋白≥0.3g/24h 或尿蛋白（＋）。
	重度	①收缩压≥160mmHg 和（或）舒张压≥110mmHg;② 尿蛋白≥5.0g /24h 或尿蛋白≥（＋＋＋）;③持续头痛或视觉障碍或其他脑神经症状等;④肝功能异常:上腹部疼痛、转氨酶升高、黄疸;⑤肾功异常:少尿、血肌酐＞106μmol/L;⑥血小板＜100×10⁹/L,凝血异常或溶血或心力衰竭;⑦胎儿生长受限或羊水过少;⑧早发型即妊娠 34 周前发病。发生上述任一种情况即可确诊为重度子痫前期。
子痫		子痫前期出现抽搐或昏迷而不能用其他原因解释者。
慢性高血压并发子痫前期		慢性高血压孕妇妊娠前无蛋白尿,妊娠后出现尿蛋白≥0.3g/24h;或妊娠前有蛋白尿,妊娠后尿蛋白突然明显增加或血压进一步升高或血小板＜100×10⁹/L。
妊娠合并慢性高血压		妊娠 20 周前收缩压≥140mmHg 和（或）舒张压≥90mmHg,妊娠期无明显加重;或妊娠 20 周后首次诊断高血压并持续到产后 12 周以后。

（四）诊断

1. 常规检查　血常规、尿常规、肝功能、肾功能、心电图、胎心监护、B 超（胎儿、胎盘、羊水）。

2. 其他检查　眼底检查、凝血功能检查、电解质、B 超（母亲肝、肾、心脏等）、头颅 CT 等,根据病人病情选定。

（五）治疗

妊娠期高血压疾病的治疗原则包括:休息、解痉、镇静、合理降压、必要时利尿,密切观察病情,适时终止妊娠。

1. 解除痉挛　硫酸镁是解除痉挛首选的药物,也是预防子痫和控制子痫的一线药物。

（1）具体用法:静脉给药,缓慢静脉推注（15～20 分钟）,每日用量为 25～30g。

（2）毒性反应与注意事项:硫酸镁过量首先引起膝反射消失,继而引起呼吸抑制,甚至心脏停搏。因此用药必须具备以下条件:①膝腱反射必须存在;②呼吸≥16 次/分钟;③尿量≥17ml/h 或每 24 小时尿量≥400ml;④备有 10% 葡萄糖酸钙。一旦出现中毒症状应立即停药,并静脉缓慢（5～10 分钟）推注 10% 葡萄糖酸钙 10ml 解毒。

2. 合理降压

降压指征:收缩压≥160mmHg 和（或）舒张压≥110mmHg 时必须降压治疗。为保证子宫胎盘血供,血压不可低于 130/80mmHg。

3. 利尿　不主张常规使用利尿剂,仅用于全身水肿、肺水肿、脑水肿、并发急性心力衰竭及血容量过高的患者,常用药有呋塞米等快速利尿剂。

4. 适时终止妊娠　子痫前期及子痫患者病情严重,经治疗病情无改善,终止妊娠是必须采取的措施。

（1）终止妊娠的指征：①重度子痫前期患者，妊娠不足 26 周经积极治疗病情不稳定者；②重度子痫前期患者，妊娠 28～34 周经积极治疗病情继续发展，促进胎肺成熟后终止妊娠；③重度子痫前期孕妇妊娠周数已超过 34 周的，胎盘功能减退，胎儿成熟度检查提示胎儿已成熟者或妊娠周数已超过 37 周的；④子痫控制 2 小时后。

（2）终止妊娠的方式：妊娠期高血压疾病患者，如果没有剖宫产指征，建议阴道试产。

5. 子痫的处理　子痫是导致母儿死亡的主要原因，其处理原则为：控制抽搐，纠正缺氧及酸中毒，控制血压，抽搐控制后终止妊娠。

（1）子痫患者的急救处理：保持气道通畅，避免声光刺激，预防抽搐导致坠地损伤及舌咬伤。

（2）控制抽搐：硫酸镁是控制子痫和预防子痫复发的首选药物。

（3）控制血压：收缩压≥160mmHg 和（或）舒张压≥110mmHg 时必须降压治疗，预防发生心脑血管意外。

（4）纠正缺氧及酸中毒：根据二氧化碳结合力给予 4% 碳酸氢钠纠正酸中毒。

（5）终止妊娠：一般子痫控制 2 小时后考虑终止妊娠。

6. 产后处理　重度子痫前期患者产后继续应用硫酸镁 24～48 小时预防产后子痫。哺乳期可继续降压治疗，禁用血管紧张素转换酶抑制剂和血管紧张素受体拮抗剂（卡托普利、依那普利除外）。患者重要脏器功能恢复后方可出院。

第七节　前置胎盘

正常胎盘附着于子宫体的后壁、前壁或侧壁。妊娠 28 周后若胎盘附着于子宫下段，甚至胎盘的下缘达到或覆盖宫颈内口，其位置低于胎儿先露部称前置胎盘。

（一）分类

根据胎盘下缘与宫颈内口的关系分为以下 3 种类型。

1. 完全性前置胎盘　又称中央性前置胎盘，子宫颈内口全部为胎盘组织所覆盖。

2. 部分性前置胎盘　子宫颈内口部分被胎盘组织覆盖。

3. 边缘性前置胎盘　胎盘附着于子宫下段，胎盘边缘达子宫颈内口，但未覆盖子宫颈内口。

（二）临床表现

1. 症状　妊娠晚期或临产时，发生无诱因无痛性反复阴道流血是前置胎盘的主要症状。阴道流血发生的早晚、出血量多少及反复发生次数与前置胎盘的类型有关。

2. 体征　病人的一般情况与出血量有关，腹部检查：子宫软，无压痛，大小与停经周数相符，胎先露高浮，约有 15% 并发胎位异常，多为臀先露。若胎盘附着于子宫前壁时，可在耻骨联合上方听到胎盘杂音。

（三）并发症

1. 产时及产后出血。

2. 产褥感染。

3. 围产儿死亡率增高。

（四）诊断

1. B 超检查 是目前最安全、准确的首选方法。

2. 产后检查胎盘及胎膜 胎膜破裂口距胎盘边缘＜7cm，见胎盘的前置部位有黑紫色或暗红色的陈旧血块附着，则为前置胎盘。

（五）治疗

防治原则：抑制宫缩、止血、纠正贫血和预防感染。根据病情决定期待疗法或终止妊娠。

1. 期待疗法 适用于妊娠＜34 周、胎儿体重＜2000g、孕妇出血不多、生命体征稳定、胎儿存活者。

（1）一般处理：绝对卧床休息，禁止性生活、阴道及肛门检查，每日间断吸氧，每次 20 分钟。

（2）药物治疗：应用宫缩抑制剂抑制宫缩，延长孕周，必要时应用地塞米松促进胎儿肺成熟等，在保证孕妇安全的前提下尽量维持至妊娠 36 周。

2. 终止妊娠 终止妊娠指征：①反复大量出血致贫血甚至休克者，无论胎儿成熟与否，均应终止妊娠；②妊娠周数已达 36 周以上；③胎龄在 34～36 周之间，出现胎儿窘迫，经促胎肺成熟后；④胎儿死亡后。

（1）剖宫产：是目前处理前置胎盘常用的方法。

（2）阴道分娩：适用于边缘性前置胎盘，枕先露，阴道流血不多、无胎位异常和头盆不称，估计短时间内能结束分娩者。

第八节 胎盘早期剥离

妊娠 20 周后或分娩期，正常位置的胎盘在胎儿娩出之前，部分或全部从子宫壁剥离，称胎盘早期剥离。

（一）病因

1. 血管病变 如重度妊娠高血压疾病、慢性高血压、慢性肾脏疾病或有全身血管病变。

2. 机械因素 外伤尤其是腹部直接受到撞击、挤压；外倒转术矫正胎位、脐带绕颈、脐带过短等。

3. 子宫静脉压突然升高 妊娠晚期或临产后孕妇长时间仰卧，导致子宫静脉淤血，形成胎盘后血肿而发生胎盘剥离。

4. 子宫腔内压力骤降 羊水过多破膜后羊水流出过快，双胎妊娠第一胎儿娩出过速，均可使子宫腔内压力骤然降低，子宫突然收缩，胎盘与子宫壁发生错位而剥离。

（二）病理

胎盘早剥的主要病理变化是底蜕膜出血。据其病理变化，可分为三种类型。

1. 显性剥离（外出血）

2. 隐性剥离（内出血）

3. 混合性剥离（混合性出血）

（三）临床表现

主要表现为腹痛及阴道流血。根据病情严重程度将胎盘早剥分为 3 度。

Ⅰ度：胎盘剥离面积小，多见于分娩期。患者无腹痛或腹痛轻微。腹部检查：子宫软，大小与妊娠周数相符，胎位清楚，胎心音正常。产后检查胎盘母体面有凝血块及压迹。

Ⅱ度：胎盘剥离面积为胎盘总面积的1/3左右。多表现为突然出现持续性腹痛、腰酸或腰背痛，无阴道流血或流血量少。贫血程度与阴道流血不成正比。腹部检查：子宫底上升，子宫大于妊娠周数，局部有压痛，宫缩有间歇，胎位可扪及，胎儿存活。

Ⅲ度：胎盘剥离面积超过胎盘面积的1/2。症状较Ⅱ度重，除有剧烈腹痛外，可伴有休克症状，休克程度多与阴道流血不相符。腹部检查：子宫底升高，子宫硬如板状，压痛明显，拒按，宫缩间歇期仍不减轻，胎位不清，胎心消失。

（四）并发症

可发生子宫胎盘卒中、产后出血、弥散性血管内凝血（DIC）、肾衰竭、死胎等。

（五）诊断

根据病人症状、体征，Ⅱ度、Ⅲ度胎盘早剥容易确诊，Ⅰ度胎盘早剥表现不典型，需借助B超检查。

1. B超　是确诊胎盘早剥首选的辅助检查。

2. 实验室检查　包括全血细胞计数及凝血功能检查。

（六）治疗

原则：纠正休克，及时终止妊娠，控制并发症。

1. 纠正休克　建立静脉通道，补充血容量。

2. 及时终止妊娠　胎盘早剥一旦确诊，应立即终止妊娠。终止妊娠的方式根据产妇病情、产程进展、胎儿情况等综合考虑。

（1）阴道分娩：适用于Ⅰ度胎盘早剥，病人一般情况好、宫颈口已开大、估计短时间内能结束分娩者。

（2）剖宫产：适用于：Ⅱ度胎盘早剥，短时间内不能结束分娩者；Ⅲ度胎盘早剥，胎儿虽已死亡，但不能立即分娩者；Ⅰ度胎盘早剥合并胎儿窘迫或阴道分娩失败者。

第九节　多 胎 妊 娠

多胎妊娠属于高危妊娠的范畴。本节主要介绍双胎妊娠。

（一）临床表现

1. 症状　妊娠早期早孕反应较严重；妊娠中晚期子宫增大迅速，孕妇体重增加明显，出现压迫症状如呼吸困难、胃部饱胀、下肢水肿、静脉曲张、行动不便等。

2. 产科检查　子宫明显大于停经周数，妊娠晚期在腹部触到3个或3个以上胎及多个胎儿肢体，在腹部不同部位听到两个不同的胎心（两胎心每分钟相差10次以上，或两胎心速率相同，但中间有一个明显的无音区或弱音区）。

（二）并发症

1. 孕产妇方面　妊娠期高血压疾病、妊娠期肝内淤积症、贫血、羊水过多、胎膜早破、子宫收缩乏力、胎盘早剥、产后出血、产后感染。

2. 围生儿方面　流产、早产、脐带异常、胎位异常、胎儿畸形、双胎输血综合征、胎头交锁与胎头碰撞。

（三）诊断

根据孕期的症状和体征，借助B超检查容易确诊。

（四）治疗

1. 妊娠期

（1）补充营养：尤其注意补充铁剂及叶酸。

（2）防治早产：增加卧床休息时间，减少活动，一旦出现子宫收缩，给予保胎。

（3）定期进行产前检查：注意防止妊娠期并发症并检测胎儿宫内情况。

2. 分娩期处理

（1）终止妊娠的指征：①合并急性羊水过多，压迫症状明显；②胎儿畸形；③孕妇有严重并发症不宜继续妊娠；④预产期已到尚未临产，胎盘功能减退。

（2）剖宫产的指征：第一胎儿为肩先露或臀先露；子宫收缩乏力经处理失败者；胎儿窘迫，短时间内不能结束分娩者；联体双胎孕周＞26周；严重妊娠并发症危害母儿健康者。

（3）经阴道分娩的处理

1）第一产程：密切观察产程，发现宫缩乏力，可给予缩宫素静脉滴注。

2）第二产程：必要时行会阴切开。当第一个胎儿娩出后，应立即断脐，助手在腹部用手固定第二个胎儿保持纵产式，一般第二个胎儿在20分钟内娩出。

3）第三产程：为预防产后出血及休克，当第二个胎儿娩出后，应立即行腹部包扎或于腹部放置沙袋，以防腹压突然降低发生休克。在第二个胎儿前肩娩出后，应快速静脉滴注缩宫素。胎盘娩出后持续按摩子宫，防止产后出血。

第十节 死 胎

妊娠20周以后胎儿在子宫内死亡，称死胎。胎儿在分娩过程中死亡称死产，亦属于死胎。

（一）临床表现及诊断

1. 临床表现 胎儿死亡后，孕妇自觉胎动停止、子宫不再继续增大、腹部听诊胎心音消失。产科检查：子宫小于妊娠周数，无胎心音。胎儿死亡若3周仍未排出，易引起弥散性血管内凝血（DIC），可导致分娩时和分娩后的严重出血。

2. 辅助检查

（1）B超：可以确诊是否为死胎，还可以大致了解胎儿死亡的时间。

（2）凝血功能检测：胎儿死亡时间较长者，应行凝血功能检测。

（二）治疗

死胎一经确诊，应立即引产。引产的方法有经羊膜腔注入依沙吖啶引产或米索前列醇引产，尽量经阴道分娩。胎儿死亡超过4周尚未排出者，应做有关凝血功能的检查。

第十一节 羊 水 过 多

妊娠任何时期羊水量超过2000ml者，称羊水过多。若羊水量在数天内急剧增加，称急性羊水过多；若羊水量在数周内缓慢增加，称慢性羊水过多。

（一）病因

1. 胎儿畸形 以神经系统和消化系统畸形最常见。

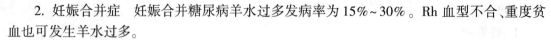

2. **妊娠合并症** 妊娠合并糖尿病羊水过多发病率为 15%~30% 。Rh 血型不合、重度贫血也可发生羊水过多。

(二)临床表现及诊断

1. 临床表现

(1)急性羊水过多:临床较少见。常发生在妊娠 20~24 周,出现明显的压迫症状。产科检查:腹壁皮肤紧张发亮、皮下静脉清晰。子宫明显大于妊娠周数,胎位触不清,胎心遥远。

(2)慢性羊水过多:临床较多见,多发生在妊娠 28~32 周。产科检查:子宫底高度和腹围大于妊娠周数,腹壁紧张,子宫张力大,有液体震荡,胎位不清,胎心遥远。

羊水过多孕妇易出现早产、妊娠高血压疾病、胎盘早剥、胎位异常、胎膜早破、脐带脱垂、产后出血等并发症。

2. 辅助检查

(1)B 超:是确诊羊水过多首选的辅助检查方法,可以了解羊水的量及胎儿发育情况。当羊水最大暗区垂直深度(AFV)≥8cm 或羊水指数(AFI)≥25cm,即可诊断羊水过多。

(2)甲胎蛋白(AFP)测定:当羊水或母血中 AFP 含量显著增高时,往往提示胎儿神经管畸形。

(三)治疗

取决于胎儿有无畸形、妊娠周数及症状的轻重程度。

1. **羊水过多合并胎儿畸形** 一旦确诊应及时终止妊娠。

2. **胎儿正常羊水过多** 肺不成熟者,应尽量延长妊娠时间。症状严重者,应行羊膜腔穿刺放羊水以缓解症状,放水速度不宜过快,每小时约 500ml,一次放羊水总量不超过 1500ml。放出的羊水可检测肺成熟度或检测胎儿遗传性疾病。

第十二节 胎 儿 窘 迫

胎儿窘迫指胎儿在宫内因缺氧危及其健康和生命的综合症状。胎儿窘迫可分为急性和慢性。

(一)病因

1. 母体血氧含量不足。

2. 母胎间血氧交换障碍。

3. 胎儿自身因素。

(二)临床表现及诊断

1. **急性胎儿窘迫** 主要发生在分娩期。

(1)胎心率的改变:胎心先增快然后减慢。胎心率的改变是急性胎儿窘迫的重要临床表现。

(2)胎动的改变:胎动由多到少。正常胎动≥6 次/2 小时,缺氧初期胎动频繁,继而减弱及次数减少,若胎动<6 次/2 小时提示胎儿缺氧,若缺氧无改善,最终胎动消失。

(3)羊水胎粪污染:羊水胎粪污染不是胎儿窘迫的征象。出现羊水胎粪污染,如果胎心监护正常,不必处理;如果胎心监护异常,存在胎儿缺氧,会引起胎粪吸入综合征。

2. 慢性胎儿窘迫 多发生在妊娠晚期,常因胎盘功能减退引起,主要表现为胎动减少或消失,胎儿生长发育受限。

3. 实验室及其他辅助检查

(1)电子胎心监测:在无胎动与宫缩时,胎心率>160次/分或胎心率<110次/分持续10分钟以上,NST无反应型,基线变异频率<5次/分,OCT出现晚期减速或频繁的变异减速等均提示存在胎儿窘迫。

(2)胎儿头皮血气分析:血pH<7.20,提示酸中毒。

（三）治疗

1. 急性胎儿窘迫

(1)一般处理:左侧卧位、吸氧,查找缺氧原因解除缺氧。

(2)尽快终止妊娠:如宫颈口开全,胎先露已达坐骨棘平面以下3cm,应尽快经阴道助娩;如宫颈口未开全,预计短时间内不能结束分娩者,应立即行剖宫产术。

2. 慢性胎儿窘迫 应针对病因,结合孕周、胎儿成熟度、窘迫的程度进行处理。

【护考练习题】

1. 导致自然流产的最主要原因

    A. 母儿血型不合   B. 子宫畸形   C. 身体创伤

    D. 内分泌功能失调   E. 染色体异常

2. 复发性流产的定义是指自然流产连续发生

    A. 2次   B. 3次   C. 4次

    D. 5次   E. 6次

3. 王女士,30岁。孕12周,下腹阵发性疼痛,有大量阴道出血,无组织物排出,呈贫血貌。妇科检查:宫口已开,宫口见组织物,子宫较孕周略小,其诊断首先考虑可能为

    A. 稽留流产   B. 先兆流产   C. 不全流产

    D. 难免流产   E. 感染性流产

4. 已婚女性,30岁。停经60天后阴道流血3小时,流血量少,少于月经量,患者未感下腹疼痛,无坠胀感。妇科检查:子宫增大,宫口未开,HCG(+)。该患者最可能的诊断是

    A. 先兆流产   B. 完全流产   C. 不全流产

    D. 稽留流产   E. 感染性流产

5. 王某,女性,因阴道流血量增多,阵发性腹痛加剧被送入医院。妊娠产物已有部分排出体外,但有部分残留于宫腔。对该患者应立即采取的措施是

    A. 镇静、休息、保胎   B. 取左侧卧位   C. 行吸宫术或刮宫术

    D. 检查凝血功能   E. 子宫内口缝扎术

6. 王某,女性。妊娠产物已全部排出体外,阴道出血逐渐减少,腹痛逐渐消失,宫口已关闭。对该患者的处理正确的是

    A. 镇静、休息、保胎   B. 无需特殊处理   C. 行吸宫术或刮宫术

    D. 检查凝血功能   E. 子宫内口缝扎术

7. 某女性,入院后被诊断为稽留流产。在行刮宫术前特别要做的检查是

    A. 肝功能   B. 肾功能   C. 电解质

    D. 凝血功能   E. 心电图

8. 流产感染易发生在
    A. 先兆流产   B. 复发性流产   C. 稽留流产
    D. 不全流产   E. 难免流产

9. 复发性晚期流产最常见于
    A. 先天性卵巢发育异常   B. 子宫颈内口松弛
    C. 黄体发育不健全   D. 孕卵发育异常
    E. 子宫肌瘤

10. 输卵管妊娠最常见的原因是
    A. 输卵管发育不良   B. 输卵管功能异常
    C. 输卵管炎症   D. 使用宫内节育器
    E. 输卵管周围肿瘤

11. 输卵管妊娠破裂常发生在妊娠第
    A. 4 周   B. 6 周   C. 8 周
    D. 10 周   E. 12 周

12. 阴道不规则少量流血 7 天,尿妊娠试验阴性,给予刮宫,但刮出物未见绒毛,病理检查为蜕膜组织,最大可能是
    A. 早期妊娠   B. 功能性子宫出血   C. 异位妊娠
    D. 侵蚀性葡萄胎   E. 先兆流产

13. 一宫外孕急性大出血患者,处于休克状态,下列处理最恰当的是
    A. 输血、输液抗休克   B. 抗休克同时手术治疗
    C. 休克纠正后再手术   D. 立即手术
    E. 药物治疗

14. 输卵管妊娠时,需立即手术的指征是
    A. 妊娠免疫试验阳性   B. 晕厥与休克
    C. 阴道持续性流血   D. 一侧附件扪及包块
    E. 恶心、呕吐

(15 ~ 17 题共用题干)

某已婚女性,34 岁,停经 40 天、阴道少量流血 1 天,今晨 7 时突感一侧下腹剧烈疼痛,伴恶心、呕吐被家人送入急诊科。入院体检:患者面色苍白,血压 70/44mmHg,脉搏 132 次/分,宫颈抬举痛明显,阴道后穹隆触痛(+),尿妊娠试验(+)。

15. 该患者最可能的医疗诊断是
    A. 前置胎盘   B. 胎盘早剥   C. 异位妊娠
    D. 子宫破裂   E. 子宫肌瘤

16. 此时最恰当的处理方法是
    A. 给予止痛药物
    B. 给予止血药物
    C. 行腹腔镜检查
    D. 行阴道后穹隆穿刺,同时做好急诊手术的准备
    E. 绝对卧床休息,同时密切观察病情

17. 此病最常发生的部位是
    A. 输卵管　　　　　　　B. 卵巢　　　　　　　C. 腹腔
    D. 阔韧带　　　　　　　E. 子宫颈

18. 下列**不属于**早产临床诊断依据的是
    A. 妊娠 28 周至不满 37 足周
    B. 妊娠晚期者子宫规律收缩(20 分钟 >4 次)
    C. 宫颈管消退 >75%
    D. 进行性宫口扩张 2cm 以上
    E. 阴道分泌物增多

19. 关于先兆早产的孕妇,首要的治疗是
    A. 控制感染　　　　　　B. 做好接生准备　　　　C. 促胎肺成熟
    D. 抑制宫缩　　　　　　E. 左侧卧位休息

20. 妊娠 28 周至不满 37 周终止者称为
    A. 流产　　　　　　　　B. 早产　　　　　　　C. 足月产
    D. 过期产　　　　　　　E. 难产

(21 ~ 22 题共用题干)

孕妇,30 岁。妊娠 30 周,阴道少量血性分泌物,感下腹坠痛 2 小时,胎心率 150 次/分。肛查:宫口扩张可容指尖,胎头先露,高浮。

21. 该病例最可能的诊断是
    A. 先兆流产　　　　　　B. 晚期流产　　　　　C. 难免流产
    D. 早产　　　　　　　　E. 先兆早产

22. 此时下列处理中最重要的是
    A. 卧床休息　　　　　　B. 加强营养　　　　　C. 给氧
    D. 抑制宫缩　　　　　　E. 应用抗生素

23. 孕妇王某,25 岁,孕 32 周。有规律宫缩,5 ~ 6 分钟一次,持续 40 秒左右,宫颈管消退 80% ,宫口扩张 3cm。该孕妇诊断为
    A. 先兆早产　　　　　　B. 早产临产　　　　　C. 假临产
    D. 足月临产　　　　　　E. 生理性宫缩

24. 下列因素与过期妊娠**无关**的是
    A. 胎膜早破　　　　　　　　　B. 雌、孕激素比例失调
    C. 头盆不称　　　　　　　　　D. 胎儿畸形
    E. 遗传因素

25. 妊娠高血压综合征最基本的病理变化是
    A. 胎盘绒毛膜退行性变化　　　　B. 全身小动脉痉挛
    C. 水钠潴留　　　　　　　　　D. 底蜕膜出血
    E. 肾小管重吸收功能降低

26. 妊娠高血压综合征用大剂量硫酸镁治疗,最早出现的中毒反应是
    A. 呼吸加快　　　　　　B. 呼吸减慢　　　　　C. 尿量增多
    D. 膝腱反射亢进　　　　E. 膝腱反射减弱

27. 妊娠期高血压疾病最常见的产科并发症是

A. 脑出血　　　　　　B. 产后循环衰竭　　　　C. 心脏病
D. 胎盘早剥　　　　　E. 肝被膜下出血

28. 孕妇黄某，入院后被诊断为子痫前期，使用硫酸镁治疗时，应清楚硫酸镁每天的用药总量为
A. 10～15g　　　　　　B. 15～20g　　　　　　C. 20～25g
D. 25～30g　　　　　　E. 30～35g

29. 孕妇张某，由于妊娠期高血压疾病应用硫酸镁治疗，在治疗过程中出现膝跳反射消失，呼吸9次/分钟，此患者除立即停药外应给予的药物是
A. 5%葡萄糖静脉滴注　　　　　　B. 静脉推注山莨菪碱
C. 静脉推注50%葡萄糖　　　　　　D. 静脉推注10%葡萄糖酸钙
E. 静脉滴注低分子右旋糖酐

30. 初孕妇，26岁。于妊娠34周出现头痛、眼花。血压180/100mmHg，尿蛋白(＋＋)，眼底动静脉比为1:2，视网膜水肿。诊断应是
A. 妊娠期高血压　　　　　　B. 子痫前期轻度
C. 子痫前期重度　　　　　　D. 妊娠合并慢性高血压
E. 慢性高血压并发子痫前期

31. 王女士，28岁，妊娠36周。抽搐数次急诊入院，检查：血压170/120mmHg(22.7/16kPa)，全身水肿，尿蛋白6g/24h，诊断为
A. 子痫前期轻度　　　　　　B. 子痫前期重度
C. 妊娠水肿　　　　　　D. 妊娠合并慢性高血压
E. 子痫

32. 初产妇，32岁，妊娠39周。妊娠中期产前检查未见异常。妊娠38周开始自觉头痛、眼花。查血压160/110mmHg，尿蛋白2.5g/24h，宫缩不规律，胎心134次/分。此时应首先采取的措施是
A. 终止妊娠　　　　　　B. 静脉滴注硫酸镁
C. 鼓励适度运动　　　　　　D. 人工破膜并静脉滴注宫缩素
E. 急诊剖宫产

33. 与前置胎盘的发生无关的是
A. 妊娠高血压综合征　　　　　　B. 双胎妊娠
C. 多次刮宫　　　　　　D. 胎盘面积过大
E. 受精卵滋养层发育迟缓

34. 前置胎盘的主要临床症状是
A. 妊娠期腹痛、阴道流血
B. 妊娠晚期或临产时，发生无诱因、无痛性反复阴道流血
C. 妊娠期发生反复阴道流血
D. 妊娠晚期或临产时，发生无诱因、反复阴道流血伴腹痛
E. 妊娠晚期或临产时阴道流血

35. 初产妇，孕28周，半夜醒来发现自己躺在血泊中，入院呈休克状态，阴道出血稍减少，最可能的诊断是
A. 边缘性前置胎盘　　　　　　B. 部分性前置胎盘

C. 完全性前置胎盘   D. 胎盘早剥

E. 流产

(36～39题共用题干)

某孕妇,23岁,孕35周。诉今晨5点突然出现无诱因阴道出血,无腹痛。患者血压110/72mmHg,宫底高度与孕周相符,LOA,胎心132次/分。

36. 该患者最可能的医疗诊断是

    A. 先兆早产   B. 胎盘早剥   C. 先兆流产

    D. 临产   E. 前置胎盘

37. 对该患者的处理,以下正确的是

    A. 人工破膜   B. 剖宫产   C. 期待疗法

    D. 任其自然   E. 给镇静剂、补血药

38. 该患者的确诊方法是

    A. 肛查   B. B超   C. 阴道镜检查

    D. 催产素激惹试验   E. 超声多普勒

39. 对该患者进行产科检查时,不可能出现的结果是

    A. 胎心正常   B. 胎位清楚   C. 胎先露高浮

    D. 宫颈抬举痛明显   E. 子宫大小与孕周相符

40. 27岁,G_1P_0孕33周,LOA,无痛性少量阴道流血3天,胎心音140次/分,无明显宫缩,初诊为前置胎盘,最恰当的处理是

    A. 绝对卧床,给予镇静剂   B. 立即行人工破膜

    C. 立即行催产素引产   D. 立即行剖宫产

    E. 进行阴道检查以明确前置胎盘的类型

41. 胎盘早剥的基本病理变化是

    A. 底蜕膜小动脉痉挛   B. 底蜕膜出血   C. DIC

    D. 胎盘缺血   E. 子宫肌间积血

42. 胎盘早剥最常见的诱因是

    A. 妊娠期高血压疾病   B. 胎膜早破   C. 宫颈炎

    D. 羊水过多   E. 子宫肌瘤

43. 对重型胎盘早剥临床表现的描述,正确的是

    A. 胎盘早剥面通常不超过胎盘的1/3,多见于分娩期

    B. 子宫软,宫缩有间歇,子宫大小与妊娠周数相符

    C. 触诊胎位清楚

    D. 贫血程度与阴道流血量不成正比

    E. 胎心音未消失

44. 36岁孕妇,孕38周。突感剧烈腹痛,同时有少量阴道流血。体格检查:血压162/120mmHg,脉搏124次/分,子宫底在剑突下1横指,硬如木板,压痛明显,胎位不清。该患者最可能的诊断是

    A. 胎盘早剥   B. 前置胎盘   C. 早产

    D. 临产   E. 见红

45. 某女性,孕34周,诉阴道出血伴腹痛,被诊断为胎盘早剥。对于胎盘早剥的处理,下

列错误的是

    A. 积极纠正因出血导致的休克　　　B. 及时终止妊娠

    C. 期待疗法　　　　　　　　　　　D. 积极预防产后出血

    E. 注意预防肾衰竭

46. Ⅱ度胎盘早剥出现的临床表现是

    A. 听诊胎心率正常　　　　　　　　B. 妊娠晚期无痛性阴道流血

    C. 腹部柔软　　　　　　　　　　　D. 触诊胎位清楚

    E. 阴道流血与贫血程度不成正比

(47~48 题共用题干)

初孕妇,32 岁,孕 37 周。有轻度妊娠高血压综合征。今晨不慎摔倒,2 小时后自觉下腹不适,有少量阴道出血,急诊入院。检查:宫缩弱,持续 30 秒,间歇 10 分钟。宫高 33cm,子宫软,右侧子宫有轻度局限性压痛,胎心率 140 次/分。

47. 首先考虑可能的情况是

    A. 前置胎盘　　　　　B. 先兆早产　　　　　C. 胎盘早剥

    D. 先兆子痫　　　　　E. 子宫破裂

48. 最恰当的处理原则是

    A. 立即行剖宫产术　　　　　　　　B. 硫酸镁抑制宫缩

    C. 期待疗法　　　　　　　　　　　D. 给予解痉药

    E. 卧床休息

49. 诊断双胎妊娠下述错误的是

    A. 妊娠期宫底高度大于妊娠月份

    B. 双卵双胎两胎盘的间隔是四层

    C. 两个不同部位听到胎心率相差达 8 次/分以内,其间有一段无音区

    D. 孕妇自觉胎动频繁

    E. 腹部检查可触及两个圆、硬、不会变形的头

50. 双胎妊娠分娩时的处理,下述错误的是

    A. 第一胎儿娩出后立即断脐

    B. 第一胎儿娩出后,立即固定另一个胎儿为纵产式

    C. 第一胎儿娩出后,超过 30 分钟无宫缩时,应例行人工破膜

    D. 如遇胎头交锁,可行断头术

    E. 第二胎儿胎肩娩出后,应立即注射催产素以防产后出血

51. 双胎的处理,下列正确的是

    A. 孕期如不合并妊娠高血压疾病,则按单胎处理

    B. 如第一产程宫缩乏力,不可用小量催产素静滴

    C. 第一胎儿娩出后应等脐搏动停止后断脐

    D. 第一儿娩出后应静注催产素

    E. 第一儿娩出后如无异常情况,可等待 20 分钟让第二儿自然分娩

52. 下列与双胎妊娠无关的是

    A. 胎膜早破　　　　　B. 早产　　　　　C. 胎位异常

    D. 胎盘早剥　　　　　E. 胎盘功能不全

53. 鉴别单卵双胎可根据
    A. 胎儿同一性别   B. 两胎囊之间的中隔仅二层羊膜
    C. 两胎儿看大小相同   D. 两胎盘之间血液循环互相通连
    E. 以上都不是

54. 双胎妊娠最常见的并发症为
    A. 脐带脱垂   B. 产程延长,产后出血
    C. 产褥感染   D. 胎头交锁
    E. 胎膜早破

55. 双胎时剖宫产的绝对指征是
    A. 宫缩乏力
    B. 产程延长
    C. 第一胎儿娩出后发现第二胎儿为横位
    D. 足月妊娠,第一胎为横位
    E. 足月妊娠,第一胎为臀位

56. 双胎妊娠**错误**的是
    A. 容易发生妊娠期高血压疾病   B. 容易发生胎盘早剥
    C. 容易发生产后出血   D. 容易发生前置胎盘
    E. 容易发生过期妊娠

57. 有关死胎的叙述,下列**不正确**的是
    A. 可由胎儿缺氧导致
    B. 胎死宫内 3 周以上未娩出可引发血凝障碍
    C. 宫底停止升高是死胎最可靠的诊断依据
    D. 雌激素能提高死胎患者子宫对催产素的敏感性
    E. 颅骨重叠是死胎的征象

58. 羊水过多的定义是指妊娠的任何时期羊水量超过
    A. 800ml   B. 1000ml   C. 1200ml
    D. 1500ml   E. 2000ml

59. 羊水过多的孕妇容易并发
    A. 糖尿病   B. 妊娠期高血压疾病   C. 贫血
    D. 心脏病   E. 肾衰竭

60. 行羊膜腔穿刺术时,放羊水的量**不超过**
    A. 400ml   B. 800ml   C. 1200ml
    D. 1500ml   E. 2000ml

61. 羊水过多合并胎儿畸形的处理原则为
    A. 终止妊娠   B. 抽取羊水   C. 保胎治疗
    D. 期待疗法   E. 观察

62. 关于急性羊水过多下列说法正确的是
    A. 多发生于妊娠 28~32 周   B. 下肢及外阴水肿发生率不高
    C. 自觉症状轻微   D. 检查胎心清楚
    E. 容易发生早产

(63 ~ 64 题共用题干)

25 岁初产妇,现妊娠 35 周。产前检查发现宫高 39cm,腹围 108cm,腹壁皮肤张力较大,胎位不清,胎心遥远。

63. 为明确诊断,首选检查是
   - A. 羊膜镜
   - B. B 超
   - C. 腹腔镜
   - D. 腹部 X 线片
   - E. 彩色多普勒

64. 最可能的诊断是
   - A. 双胎妊娠
   - B. 羊水过多
   - C. 前置胎盘
   - D. 胎盘早剥
   - E. 先兆子宫破裂

65. 急性胎儿窘迫首要的处理措施是
   - A. 给产妇吸氧,改变体位
   - B. 碱性药物纠正酸中毒
   - C. 给予葡萄糖液和维生素 C
   - D. 应用宫缩抑制剂
   - E. 立即剖宫产

66. 下述表示胎儿窘迫的是
   - A. 宫缩时胎心为 100 次/分
   - B. 臀位羊水中混有胎便
   - C. 胎儿头皮血 pH > 7.20
   - D. 胎动 <6 次/2 小时
   - E. 测定尿 E_3 >10mg/24h

67. 慢性胎儿窘迫最早的信号是
   - A. 胎心率减慢
   - B. 胎动减少
   - C. 胎心消失
   - D. 胎动消失
   - E. 胎儿生长受限

68. 急性胎儿窘迫最早出现的表现是
   - A. 胎心率改变
   - B. 胎动减少
   - C. 胎儿酸中毒
   - D. 头先露胎粪污染羊水
   - E. 胎动增加

69. 急性胎儿窘迫早期胎动表现是
   - A. 频繁
   - B. 减弱
   - C. 消失
   - D. 不变
   - E. 减少

70. 慢性胎儿窘迫多发生在
   - A. 妊娠早期
   - B. 妊娠中期
   - C. 妊娠晚期
   - D. 第一产程
   - E. 第二产程

71. 某孕妇,妊娠合并心脏病,孕 34 周出现胎儿窘迫入院,其"胎儿窘迫"的原因可能为
   - A. 脐带血运受阻
   - B. 胎盘功能减退
   - C. 胎儿先天性心脏病
   - D. 胎儿畸形
   - E. 母体血液含氧量不足

72. 胎儿头皮血 pH 为多少可以诊断胎儿酸中毒
   - A. 小于 7.2
   - B. 7.20 ~ 7.24
   - C. 7.25 ~ 7.29
   - D. 7.30 ~ 7.34
   - E. 7.35 ~ 7.39

73. 胎儿宫内窘迫的抢救,下述叙述**有误**的是
   - A. 给产妇吸氧
   - B. 静脉注射 5% 葡萄糖及维生素 C
   - C. 及时寻找窘迫的原因
   - D. 发生在第一产程,经处理无效应行剖宫产
   - E. 发生在第二产程即可等待自然分娩

74. 下述与胎儿窘迫的预防**无关**的是
    A. 积极治疗妊娠合并症
    B. 取仰卧位
    C. 防止胎膜早破
    D. 临产后合理使用镇静剂及催产素
    E. 静推葡萄糖维生素 C

（薛光辉）

第九章　妊娠期合并症

【学习小结】

本章讲授妊娠期常见合并症的临床表现、对母儿的不良影响、危害、诊治方法及对妊娠合并症的预防及监护。共分四节:第一节妊娠合并心脏病;第二节妊娠合并病毒性肝炎;第三节妊娠合并糖尿病;第四节妊娠合并贫血。

【重点难点解析】

第一节　妊娠合并心脏病

妊娠合并心脏病以先天性心脏病居首位。心力衰竭和感染是导致妊娠合并心脏病患者的主要死亡原因。

（一）心脏病与妊娠的相互影响

1. 妊娠、分娩对心脏的影响　妊娠 32～34 周、分娩期以及产后 3 天是心脏负担最重、最容易发生心力衰竭的时期。

2. 心脏病对妊娠的影响　心脏病不影响受孕,但流产、早产、死胎、胎儿生长受限、胎儿宫内窘迫及新生儿窒息的发生率明显增加,围生儿死亡率增高。

（二）临床表现及诊断

1. 早期心力衰竭

（1）轻微活动后即出现胸闷、心悸、气短。

（2）休息时心率超过 110 次/分,呼吸超过 20 次/分。

（3）夜间常因胸闷而需坐起呼吸,或需到窗口呼吸新鲜空气。

（4）肺底部出现持续性少量湿啰音,咳嗽后不消失。

2. 左心衰竭　主要表现为呼吸困难,轻者为劳力性呼吸困难,随病情可发展为端坐呼吸,夜间阵发性呼吸困难,肺水肿,咳大量粉红色泡沫痰。

3. 右心衰竭　主要表现为伴有食欲缺乏、恶心、呕吐及上腹部胀痛,颈静脉怒张,肝 - 颈静脉回流征阳性。低垂部位凹陷性水肿,重症者可波及全身,形成腹水。

4. 心功能分级的判断

根据病人所能耐受的日常体力活动,将心功能分为 4 级:

心功能Ⅰ级:一般体力活动不受限制。

心功能Ⅱ级:一般体力活动稍受限制,休息时无自觉症状。

心功能Ⅲ级:一般体力活动明显受限制,休息时无不适,轻微日常活动即感不适、心悸,呼吸困难或既往有心力衰竭病史。

心功能Ⅳ级:一般体力活动严重受限,不能进行任何体力活动,休息时有心悸、呼吸困难等心力衰竭表现。

(三)治疗

1. 孕前咨询

(1)可以妊娠:心脏病变较轻,心功能Ⅰ~Ⅱ级,既往无心衰史,亦无其他并发症者,可在监护下妊娠和分娩。

(2)不宜妊娠:心脏病变较重、心功能Ⅲ级或Ⅲ级以上、既往有心衰史、有肺动脉高压、发绀型先心病、严重心律失常、活动风湿热、心脏病并发细菌性心内膜炎者,孕期极易发生心衰,不宜妊娠。若已妊娠,应在孕12周前行人工流产。

2. 妊娠期处理

(1)定期产前检查:妊娠20周以前,应每2周行产前检查1次;20周以后,尤其是32周以后,应每周行产前检查1次。发现早期心衰征象应住院治疗。孕期经过顺利者也应于预产期前1~2周入院待产。

(2)防治心力衰竭:①休息,避免过劳及情绪激动,每日至少保证10小时睡眠;②整个孕期体重增加不宜超过10kg,孕16周以后,每日食盐量不超过4~5g;③积极预防和及早纠正各种妨碍心功能的因素;④对有早期心衰表现的孕妇,治疗常选用作用和排泄较快的地高辛0.25mg,每日2次口服,2~3日后可根据临床效果改为每日1次,病情好转后停药。

(3)终止妊娠:凡不宜妊娠的心脏病孕妇应在孕12周前行人工流产。若妊娠期发生心衰,必须控制心衰后再终止妊娠。妊娠超过12周者,引产的危险不亚于继续妊娠,不宜施行引产,应积极治疗心衰,可与内科医生密切配合,严格监护下继续妊娠。

3. 分娩期处理 产程中应注意预防感染和心衰。分娩方式主要根据心功能而定,心功能Ⅰ~Ⅱ级可经阴道分娩,心功能Ⅲ级或Ⅲ级以上、既往有心衰史者需采取剖宫产结束分娩。

(1)第一产程:产程开始即应用抗生素预防感染;适当使用镇静剂如地西泮、哌替啶等;给产妇吸氧,左侧卧位,气急者半卧位,密切观察血压、脉搏、呼吸、心率,一旦发现心衰征象,应给毛花苷丙0.4mg加25%葡萄糖20ml,缓慢静脉注射,必要时4~6小时重复给药1次,每次0.2mg。

(2)第二产程:胎儿娩出不宜过快,要避免产妇屏气用力增加腹压,阴道助产,尽可能缩短第二产程。

(3)第三产程:胎儿娩出后,产妇腹部放置沙袋;可静注或肌注缩宫素10~20U,防止产后出血,禁用麦角新碱,以防静脉压增高加重心脏负担。

4. 产褥期 产后3日内,尤其24小时内仍是发生心衰的危险时期,产妇须充分休息并密切监护。继续应用广谱抗生素预防感染,直至产后1周左右,无感染征象时停药。心功能在Ⅲ级以上者,不宜哺乳。不宜再妊娠者,可在产后1周行绝育术。

第二节 妊娠合并病毒性肝炎

病毒性肝炎是妊娠期肝脏疾病和黄疸最常见的原因。目前明确的肝炎病毒有五种:甲型(HAV)、乙型(HBV)、丙型(HCV)、丁型(HDV)、戊型(HEV),以乙型肝炎最常见。重症肝炎仍是我国孕产妇死亡的主要原因之一。

（一）病毒性肝炎与妊娠的相互影响

1. 妊娠、分娩对病毒性肝炎的影响　妊娠、分娩均可加重肝脏损害。

2. 病毒性肝炎对妊娠、分娩的影响

（1）对母体的影响：可使早孕反应加重；易患妊娠高血压综合征；分娩时易发生产后出血；重症肝炎常并发 DIC 等并发症，直接威胁母婴生命。

（2）对胎儿及新生儿的影响：病毒性肝炎发生在妊娠期，可使胎儿畸形、流产、早产、死胎、死产和新生儿死亡率明显增高。

（3）母婴传播

1）甲型肝炎病毒（HAV）：HAV 不会经胎盘感染胎儿，但分娩时可经接触母血或经粪-口途径感染新生儿。

2）乙型肝炎病毒（HBV）：主要的传播途径为母婴传播，包括：子宫内经胎盘传播；分娩时经软产道接触母血及羊水传播；产后接触母亲唾液或母乳传播。

3）丙型肝炎病毒（HCV）：可母婴传播；孕妇感染后易导致慢性肝炎。

4）丁型肝炎病毒（HDV）：母婴传播较少见。

5）戊型肝炎病毒（HEV）：传播途径及临床表现与甲型肝炎类似。

（二）临床表现及诊断

1. 病史及临床表现　有接触史，半年内曾接受输血、注射血制品史。有厌油、恶心、腹胀、肝区疼痛及乏力、胃寒、发热、频繁呕吐，皮肤一过性瘙痒等症状。部分孕妇皮肤、巩膜黄染、尿色深黄。妊娠晚期感染，病情发展快，可出现黄染加深、嗜睡、烦躁、神志不清，甚至昏迷。妊娠早期、中期可触及肝大，并有肝区叩击痛。

2. 辅助检查

（1）肝功能检查：血清中丙氨酸氨基转移酶（ALT）高于正常 10 倍以上，持续时间较长，血清胆红素 >17μmol/L，尿胆红素阳性对病毒性肝炎有诊断意义。

（2）血清病原学检测及意义：①甲型病毒性肝炎：急性期患者血清中抗 HAV-IgM 阳性有诊断意义。②乙型病毒性肝炎：HBsAg（+）：见于乙肝患者或病毒携带者；HBsAb（+）：曾感染过 HBV，已产生自动免疫；HBeAg（+）：血中有大量 HBV 活动性复制，传染性强；HBeAb（+）：血中 HBV 减少，传染性较弱；HBcAb-IgM（+）：乙肝病毒复制阶段，见于肝炎早期；HBcAb-IgG（+）：慢性持续性肝炎或既往感染。③丙型病毒性肝炎：血清中检测出 HCV 抗体即可确诊。

3. 妊娠合并重症肝炎的诊断要点

（1）消化道症状严重，表现食欲极度减退，呕吐，腹胀，腹水。

（2）黄疸迅速加深，血清总胆红素值 >171μmol/L（10mg/dl）。

（3）出现肝臭气味，肝呈进行性缩小，肝功能明显异常，酶胆分离，白/球蛋白倒置。

（4）凝血功能障碍，全身出血倾向。

（5）迅速出现肝性脑病表现，烦躁不安、嗜睡、昏迷。

（6）肝肾综合征出现急性肾衰竭。

（三）治疗

感染 HBV 的育龄女性最佳的受孕时机是肝功能正常、血清 HBV-DNA 低水平、肝脏 B 超无特殊改变。

1. 妊娠期

（1）轻型肝炎：妊娠早期，病情稳定后行人工流产术。妊娠中晚期，积极治疗，加强监护，避免应用可能损伤肝脏的药物并预防感染；有黄疸者按重症肝炎处理。

（2）重型肝炎：保护肝脏，积极预防及治疗肝性脑病，限制蛋白质摄入，每日应 <0.5g/kg；保持大便通畅；口服新霉素抑制大肠杆菌、减少游离氨及其他毒素的形成；胎肩娩出后立即静注缩宫素以减少产后出血；分娩方式以剖宫产为宜。

2. 分娩期

（1）分娩前配好新鲜血液备用。

（2）产妇住隔离待产室，严格消毒隔离，防止各种损伤，减少垂直传播。

（3）按医嘱给予维生素 K_1，预防产后出血。

（4）宫口开全后行助产术，缩短第二产程；胎肩娩出后立即静注缩宫素，并防止产道损伤和胎盘残留。

3. 产褥期

（1）预防感染：应用头孢菌素或氨苄西林等对肝脏损害较小的广谱抗生素控制感染，是防止肝炎病情恶化的关键。

（2）喂养：单纯的 HBsAg 阳性产妇可以哺乳；HBeAg 阳性不宜哺乳，回奶不用雌激素，可口服生麦芽或乳房外敷芒硝退奶。建议人工喂养。

（3）避孕：产妇 HBeAg 阳性应采取避孕措施。

4. HBV 母婴传播阻断　对 HBsAg 阳性母亲的新生儿，在出生后 24 小时内尽早注射 HBIG，剂量 100~200IU，同时在不同部位接种 10μg 重组酵母乙型肝炎疫苗；在 1 个月和 6 个月时分别再次接种第 2 针和第 3 针乙型肝炎疫苗（0、1、6 方案）。HBsAg 阳性母亲分娩的新生儿经过主、被免疫后，可以接受母乳喂养。

第三节　妊娠合并糖尿病

妊娠期间的糖尿病有两种情况：一是糖尿病妇女合并妊娠；二是妊娠期糖尿病（GDM）。

（一）妊娠对糖尿病的影响

1. 妊娠期　血容量增加、血液稀释、胰岛素相对不足；胎盘分泌的激素具有抗胰岛素作用，使母体对胰岛素的需要量增加；可使血糖升高，使原有糖尿病加重或患 GDM。

2. 分娩期　子宫收缩消耗大量的糖原以及产妇进食减少，孕期已用胰岛素治疗者，若不及时减少用量，容易发生低血糖，重者可出现低血糖昏迷及酮症酸中毒。

3. 产褥期　应及时调整胰岛素的用量，否则也易出现低血糖昏迷及酮症酸中毒。

（二）糖尿病对妊娠的影响

1. 对孕妇的影响　易患妊娠期高血压疾病、泌尿生殖系统感染、羊水过多、胎膜早破、早产的发病率增高；胎儿发育较大，常导致胎儿性难产及软产道损伤；常发生产程延长及产后出血。

2. 对胎儿及新生儿的影响　巨大儿、畸形胎儿、死胎及新生儿低血糖、新生儿呼吸窘迫综合征发生率增加。

（三）临床表现及诊断

1. 临床表现　大多数妊娠期糖尿病患者无明显的临床表现。若妊娠期"多饮、多食、多尿"或反复发作的外阴阴道假丝酵母菌感染,孕妇体重 >90kg,本次妊娠伴有羊水过多或巨大胎儿者,应注意有无合并糖尿病。

2. 实验室检查

(1)尿糖测定:尿糖阳性者,需做空腹血糖及糖耐量试验确诊。

(2)血糖测定:妊娠24~28周检查空腹血糖。空腹血糖≥5.1mmol/L,可以直接诊断为GDM;若4.4mmol/L≤空腹血糖<5.1mmol/L者,应尽早做OGTT。

(3)OGTT:在妊娠24~28周,禁食8小时后至次晨(9时前),口服葡萄糖75g。测空腹血糖及服糖后1小时,2小时三个时点血糖,正常值为5.1mmol/L、10.0mmol/L、8.5mmol/L。任何一点血糖值达到或超过上述标准即可诊断为妊娠期糖尿病。

（四）治疗

1. 避孕与终止妊娠 已有严重的心血管病史、肾功能减退或眼底有增生性视网膜炎者应避孕,若已妊娠应及早人工终止。

2. 孕期监护与指导 病变较轻可继续妊娠,应加强监护,使血糖控制在空腹3.3~5.3mmol/L。

(1)饮食治疗:饮食控制是治疗GDM的主要方法。要避免过分控制饮食,以免导致酮血症及胎儿生长受限。

(2)运动治疗:孕妇适当的运动可以提高胰岛素的敏感性,运动方式以有氧运动最好,如散步、中速步行,每日至少1次,于餐后1小时进行,持续20~40分钟。

(3)药物治疗:胰岛素是治疗的主要药物,其剂量应根据病情、孕期进展及血糖值确定,以控制血糖在正常水平。

(4)孕期母儿监护:GDM患者需定期监测其血糖、胎儿发育等。

3. 分娩时间及分娩方式的选择

(1)分娩时间的选择:①不需要胰岛素治疗的GDM孕妇,无母儿并发症严密监测到预产期;②妊娠前糖尿病及需要胰岛素治疗的GDM者,如血糖控制良好,严密监测下,妊娠38~39周终止妊娠;③有母儿合并症者,血糖控制不满意,伴血管病变、合并重度子痫前期、严重感染、胎儿生长受限、胎儿窘迫,严密监护下适时终止妊娠。

(2)分娩方式的选择:糖尿病不是剖宫产的指征。阴道分娩者,产程中密切监测孕妇血糖、宫缩、胎心变化,避免产程过长。有巨大儿、胎盘功能不良、胎位异常或其他产科指征者,应行剖宫产。

4. 分娩期处理

(1)一般处理:严密观察血糖、尿糖及酮体变化,及时调整胰岛素的用量,加强胎儿监护。

(2)阴道分娩:产程不宜过长,否则增加酮症酸中毒、胎儿缺氧和感染的危险。

(3)剖宫产:在手术前1日晚餐前停止应用胰岛素;手术日停止皮下注射胰岛素;术晨监测血糖及尿酮体,改为小剂量胰岛素持续静脉滴注,每1~2小时测血糖1次,使术中血糖控制在6.67~10.0mmol/L。术后每2~4小时测1次血糖,直到饮食恢复。

5. 产后处理 胰岛素用量应减少至分娩前的1/3~1/2,并根据空腹血糖值调整用量。

6. 新生儿处理 均视为高危新生儿进行检查及监护。新生儿娩出后30分钟开始定时滴服25%葡萄糖。

第四节　妊娠合并贫血

当血红蛋白(Hb)<110g/L 及血细胞比容(HCT)<0.33,诊断为妊娠期贫血。本节着重讲述妊娠合并缺铁性贫血。

（一）贫血与妊娠的相互影响

妊娠期每日需要摄取铁至少 4mg,如不及时补充铁剂,易发生缺铁性贫血。

1. 对孕妇的影响　妊娠可使原有的贫血加重,贫血加重使发生妊娠并发症及合并症的风险均增加。

2. 对胎儿的影响　孕妇重度贫血时,可引起胎儿发育迟缓、胎儿窘迫、早产或死胎。

（二）临床表现及诊断

1. 病史及临床表现　既往有慢性失血性疾病史;或长期偏食、孕早期呕吐、胃肠功能紊乱导致的营养不良等病史。轻度贫血多无明显症状,严重贫血可出现头晕、乏力、耳鸣、心悸、气短、面色苍白、倦怠、食欲缺乏、腹胀、腹泻等症状,表现为皮肤黏膜苍白、毛发干燥、无光泽、易脱落,指(趾)甲扁干、脆薄易裂或反甲的体征,可伴发口腔炎、舌炎等,部分孕妇出现脾脏轻度肿大,甚至出现贫血性心脏病、妊娠期高血压疾病性心脏病。可引起胎儿生长受限、胎儿窘迫、早产、死胎、死产等。

2. 实验室检查

（1）血象:血红蛋白(Hb)<110g/L,红细胞<3.5×10^{12}/L,血细胞比容(HCT)<0.30。血红蛋白(Hb)>60g/L 为轻度贫血;血红蛋白(Hb)≤60g/L 为重度贫血。

（2）血清铁浓度:正常成年妇女血清铁为 7~27μmol/L,孕妇血清铁<6.5μmol/L,可诊断为缺铁性贫血。

（三）治疗

1. 补充铁剂　硫酸亚铁 0.3g,每日 3 次,进餐时或餐后口服,同时服维生素 C 0.1~0.3g 促进铁的吸收。也可以口服 10% 枸橼酸铁铵 10~20ml,每日 3 次。不能口服铁剂时,可用右旋糖酐铁或山梨醇铁深部肌内注射。

2. 输血　当血红蛋白≤60g/L 时、接近预产期或短期内需要行剖宫产术者,应少量多次输血。

3. 产时及产后处理　主要原则是尽量减少出血。

（1）临产前应配血备用,可酌情给予维生素 K、卡巴克洛(肾上腺色腙)及维生素 C 等。

（2）防止产程延长,必要时可阴道助产,缩短第二产程。

（3）于胎儿胎肩娩出时,肌内注射或静脉注射缩宫素 10~20U。出血多时应及早输血。

（4）产程中严格执行无菌操作,产后短期应用抗生素以预防感染。

【护考练习题】

1. 妊娠合并心脏病的孕妇,心脏负荷最重、最易发生心力衰竭的时间是

　　A. 22~26 周　　　　　　B. 32~34 周　　　　　　C. 16~20 周

　　D. 28~32 周　　　　　　E. 36~38 周

2. 妊娠合并心脏病孕妇分娩过程中,正确的护理措施是

　　A. 第一产程观察生命体征,每 4 小时 1 次,评估心功能状态

B. 第二产程一般不予手术助产

C. 胎儿娩出后立即给产妇注射麦角新碱

D. 产后 3 天内严密监护

E. 第三产程后应在产房观察 2 小时

3. 初产妇,妊娠合并心脏病,产后心功能 Ⅱ 级。护士实施的护理措施**不包括**

  A. 产后 3 天严密观察心力衰竭的表现

  B. 按医嘱应用抗生素至产后 1 周

  C. 不宜母乳哺喂

  D. 进食富含纤维素食物,预防便秘

  E. 可在产后 10 天出院

4. 初产妇,妊娠合并心脏病,分娩时出现"胎儿窘迫",考虑为

  A. 胎盘老化   B. 胎儿先天性心脏病

  C. 母体血氧含量不足   D. 羊水浑浊

  E. 脐带血运受阻

5. 对妊娠合并糖尿病,描述正确的是

  A. 分娩过程中,产妇血糖更高   B. 可选择口服降糖药控制血糖

  C. 前置胎盘的发生率增加   D. 妊娠高血压综合征发生率低

  E. 易出现新生儿低血糖

6. 初孕妇,妊娠 36 周,感头晕、乏力、食欲缺乏 2 周。血常规:红细胞 3×10^{12}/L, Hb75g/L,血细胞比容 0.25,最恰当的诊断是

  A. 巨幼红细胞性贫血   B. 缺铁性贫血   C. 再生障碍性贫血

  D. 感染性贫血   E. ABO 溶血

7. 孕妇,26 岁,妊娠 7 个月。近来出现面色苍白、倦怠、心悸,伴恶心。心率 110 次/分,律齐,双下肢水肿。血象:白细胞 4.0×10^9/L,血红蛋白 60g/L,血清铁蛋白 6μmol/L。首选的治疗方案是

  A. 多食富铁的食物   B. 肌注维生素 B_{12} C. 口服硫酸亚铁

  D. 肌注右旋糖酐铁   E. 卧床休息

8. 妊娠合并心脏病孕妇,心功能 Ⅲ 级,行剖宫产术。术后安全返回病房,子宫收缩好,血压正常,护士给予产妇的正确护理措施是

  A. 清淡饮食,防止便秘   B. 尽早协助哺乳,促进子宫收缩

  C. 不宜再妊娠,产后 42 天后行绝育术   D. 产后 3 天按医嘱应用抗生素

  E. 产后 72 小时严密观察生命体征,每 4 小时一次

(9~10 题共用题干)

患者,女性,29 岁,妊娠 7 个月。产前检查的尿液化验结果提示尿糖(+++),血标本检查结果示空腹血糖 7.8mmol,餐后 2h 血糖 16.4mmol/L,诊断为妊娠期糖尿病。

9. 该患者最适宜的治疗是

  A. 饮食控制和运动疗法   B. 运动治疗

  C. 口服降糖治疗与饮食控制结合   D. 口服降糖药治疗

  E. 胰岛素注射治疗

10. 护士告诉患者如果治疗中出现极度乏力、出冷汗、头昏、心悸等,最有可能发生的情

况是

    A. 急性左心衰竭   B. 妊娠高血压   C. 高血糖反应

    D. 低血糖反应   E. 糖尿病酮症酸中毒

(11 ~ 12 题共用题干)

30 岁,初孕妇,孕 28 周。主诉休息时心率超过 130 次/分,呼吸 22 次/分,夜间有胸闷、憋气。护士听诊心脏有舒张期杂音,确定为早期心力衰竭。

11. 护士向患者介绍妊娠期预防心力衰竭的措施,**不包括**

    A. 保证充足休息   B. 避免情绪激动

    C. 限制食盐,<4 ~ 5g/d   D. 临产后入院

    E. 预防感染,避免去人多的地方

12. 分娩期间为防止心力衰竭应避免

    A. 遵医嘱给镇静药哌替啶   B. 指导产妇屏气用力,缩短产程

    C. 左侧半卧位休息   D. 第三产程后应在产房观察 4 小时

    E. 胎儿娩出后,腹部立即放沙袋

13. 妊娠合并急性病毒性肝炎对胎儿的危害**错误**的是

    A. 胎儿畸形   B. 死胎   C. 流产

    D. 早产   E. 巨大胎儿

14. 妊娠合并病毒性肝炎对母儿的危害**不正确**的是

    A. 早孕反应重   B. 容易发生妊娠期高血压疾病

    C. 容易发生产后出血   D. 胎儿可通过母婴传播感染病毒

    E. 新生儿出生后都会发生病毒性肝炎

(15 ~ 16 题共用题干)

产妇妊娠 38^{+1} 周入院待产,入院后检查结果提示 HSeAg(+)、HBeAg(+)、HBcAb(+),胆红素值正常,ALT、AST 均高于正常。

15. 下列是护士应该首先采取的护理措施是

    A. 讲解消毒隔离制度   B. 询问病人有无乙型肝炎密切接触史

    C. 介绍治疗方案   D. 询问病人有无恶心、呕吐、食欲缺乏史

    E. 询问病人有无乙型肝炎家族史

16. 该产妇分娩后的护理措施**不妥**的是

    A. 口服麦芽冲剂回奶

    B. 口服雌激素回奶

    C. 新生儿出生后 6 小时内注射乙肝免疫球蛋白

    D. 新生儿出生 24 小时内给予注射乙肝疫苗

    E. 新生儿不宜母乳喂养

17. 妊娠合并心脏病的孕妇,分娩后止血**不宜**使用的药物是

    A. 维生素 K_1 B. 缩宫素   C. 麦角新碱

    D. 酚磺乙胺   E. 氨甲苯酸

18. 妊娠后心脏负担加重的因素**不包括**

    A. 心排出量增加   B. 心率增加   C. 血容量增加

D. 子宫增大,膈肌上升　　E. 呼吸次数增加

19. 下列对妊娠合并心脏病孕妇的护理,**不合适**的是

　　A. 预防感染,少去公共场所

　　B. 高蛋白、高纤维素、高维生素、低盐低脂含铁丰富饮食

　　C. 休息时,采取左侧卧位

　　D. 加强体育锻炼,增加机体的抵抗力

　　E. 妊娠后增加睡眠的时间

20. 妊娠合并心脏病患者中,下列属于早期心衰体征的是

　　A. 休息时心率大于 90 次/分　　　　　B. 休息时呼吸大于 19 次/分

　　C. 肝、脾大,有压痛　　　　　　　　　D. 听诊心尖区可闻及 II 级收缩期杂音

　　E. 肺底部可听到少量持续性湿啰音,咳嗽后不消失

21. 关于妊娠合并心脏病的叙述最准确的是

　　A. 目前孕妇合并风湿性心脏病最常见

　　B. 妊娠 36~38 周时易发生心衰

　　C. 第二产程心脏的负担最重

　　D. 产后心脏负担减轻,一般不会发生心衰

　　E. 感染是该病人的主要死亡原因

22. 一孕妇患心脏病,妊娠 37 周,心功能 III 级,行剖宫产术,术后护理措施**不妥**的是

　　A. 不宜哺乳　　　　　　　　　　　　B. 多吃蔬菜,保持大便通畅

　　C. 外敷芒硝回奶　　　　　　　　　　D. 鼓励病人下床活动促进恶露排出

　　E. 严密观察其生命体征

23. 某产妇先天性心脏病手术治疗后 3 年,心功能 I 级,现妊娠 40 周,临产 1 小时,该产妇在分娩中正确的处理是

　　A. 清洁灌肠

　　B. 吸氧,镇静,应用抗生素

　　C. 产后出血时,可用缩宫素、麦角新碱止血

　　D. 第二产程指导产妇屏气加快产程

　　E. 应建议产妇剖宫产结束分娩

（吴晓琴）

第十章 异常分娩

【学习小结】

本章主要介绍的是关于难产的临床表现、诊断与处理。共分四节:第一节产力异常;第二节产道异常;第三节胎儿异常。

【重点难点解析】

异常分娩又称难产,产力、产道、胎儿和产妇的精神心理因素在分娩过程中相互影响,任何一个或一个以上因素发生异常,或各因素间不能相互适应,导致分娩过程受阻,称为异常分娩。

第一节 产力异常

产力的主要力量是子宫收缩力。子宫收缩的节律性、对称性及极性不正常或强度、频率有改变,称子宫收缩力异常,简称产力异常。

子宫收缩力异常的分类如下,以协调性子宫收缩乏力最常见。

子宫收缩力异常
- 子宫收缩乏力
  - 协调性(低张性)乏力(多为继发性乏力)
  - 不协调性(高张性)乏力(多为原发性乏力)
- 子宫收缩过强
  - 协调性过强
    - 急产(无阻力)
    - 病理缩复环(有阻力)
  - 不协调性过强
    - 强直性子宫收缩(全部子宫肌收缩)
    - 子宫痉挛性狭窄环(部分子宫肌收缩)

一、子宫收缩乏力

(一)子宫收缩乏力病因

多由几种因素综合引起。

1. 头盆不称或胎位异常 胎儿先露部下降受阻,导致继发性子宫收缩乏力。

2. 子宫因素 子宫发育不良、子宫畸形、子宫肌瘤,子宫壁过度膨胀等。

3. 精神因素 产妇精神紧张、对分娩恐惧、过度疲劳等。

4. 内分泌失调 临产后产妇体内雌激素、缩宫素、前列腺素、乙酰胆碱等分泌不足,或子宫对这些物质的敏感性降低等。

5. 药物影响 临产后使用大剂量镇静剂、镇痛剂、解痉剂等。

（二）子宫收缩乏力的临床特点

1. 协调性宫缩乏力 ①子宫收缩具有节律性、对称性和极性,但收缩力弱,持续时间短,间歇期长而不规律,宫缩<2次/10分钟。②子宫收缩达高峰时,用手按压子宫底部仍可出现凹陷。③此种宫缩乏力多属继发性宫缩乏力,常在第一产程活跃期后期或第二产程出现。④常见于中骨盆和骨盆出口狭窄或持续性枕横位、枕后位等。⑤因宫缩高峰时宫腔内压力低,又称低张性宫缩乏力,对胎儿影响较小。

2. 不协调性子宫收缩乏力 ①子宫收缩失去正常的节律性、对称性和极性,甚至极性倒置。②宫缩时子宫底部不强,而是子宫下段强,宫缩间歇期子宫壁不能完全松弛,属无效宫缩。③产妇自觉下腹部持续性疼痛、拒按、烦躁不安,严重者出现脱水、电解质紊乱等。④因宫缩间歇期宫腔内压力比正常宫缩间歇期高,故又称高张性宫缩乏力。易出现胎心律不规律、胎儿窘迫。⑤此种宫缩乏力多属原发性宫缩乏力,应与假临产鉴别。

（三）宫缩乏力的异常产程曲线类型

1. 潜伏期延长 潜伏期超过16小时称潜伏期延长。

2. 活跃期延长 活跃期超过8小时称活跃期延长。活跃期宫颈口扩张初产妇<1.2cm/h、经产妇<1.5cm/h,提示活跃期延长。

3. 活跃期停滞 进入活跃期后,子宫颈口停止扩张>4小时,称活跃期停滞。

4. 第二产程延长 第二产程初产妇>2小时,经产妇>1小时,称第二产程延长。

5. 胎头下降延缓 在宫颈扩张减速期及第二产程时,胎头下降速度初产妇<1cm/h、经产妇<2cm/h,称胎头下降延缓。

6. 胎头下降停滞 减速期后胎头下降停止>1小时,称胎头下降停滞。

7. 滞产 总产程超过24小时称滞产。

（四）子宫收缩乏力对母儿的影响

1. 对产妇的影响 ①体力衰竭;②生殖道瘘;③产后出血和感染;④手术产率增加。

2. 对胎儿的影响 ①手术助产率升高;②新生儿产伤、颅内出血、窒息发生率增加;③不协调性子宫收缩乏力易发生胎儿窘迫。

（五）协调性子宫收缩乏力的处理原则

首先寻找原因,检查有无头盆不称和胎位异常。估计能从阴道分娩者,应采取加强宫缩的措施。

1. 第一产程

（1）一般处理:心理指导,指导休息、饮食及大小便。对不能进食者静脉补充营养,排尿困难者及时导尿,必要时用温肥皂水灌肠。

（2）加强子宫收缩:

1）人工破膜:子宫颈口扩张≥3cm,胎头已衔接,无脐带先露者,可行人工破膜。破膜12小时以上胎儿尚未娩出,应给予抗生素预防感染。

2）缩宫素静脉滴注

适应证:协调性子宫收缩乏力、胎心良好、胎位正常、头盆相称、宫颈口扩张≥3cm者。

用药方法:①0.9%氯化钠注射液500ml加入缩宫素2.5U;②从4~5滴/分钟开始,根据宫缩强弱进行调整;③调整间隔15~30分钟,每次增加4~5滴,最大滴速不超过60滴/分钟;④达到宫缩持续40~60秒,间歇2~3分钟,并以此滴速维持静脉滴注;⑤对于不敏感者酌情增加缩宫素剂量,每次增加2.5U,一般500ml液体中缩宫素总量不超过10U。

注意事项:应用缩宫素时必须有专人监护,严密观察宫缩、胎心、血压及产程进展等情况。如10分钟内宫缩≥5次、持续1分钟以上或胎心率异常,应立即停止滴注,必要时加用镇静剂。若出现血压升高,应减慢滴速。胎儿前肩娩出之前严禁静脉推注或肌内注射缩宫素。

(3)促进子宫颈口扩张:采用地西泮10mg静脉推注。与缩宫素联合应用效果更佳。

经上述处理,观察2~4小时产程仍无进展或出现胎儿窘迫征象时,应及时行剖宫产术。

2. 第二产程 ①若无头盆不称,给予缩宫素静脉滴注促进产程进展。②如胎头双顶径已下降到坐骨棘平面以下,等待自然分娩,必要时采取产钳或胎头吸引术助产。③若胎头双顶径不能通过坐骨棘平面或出现胎儿窘迫征象时,应采取剖宫产术。

3. 第三产程 ①预防产后出血;②预防感染。

(六)不协调性子宫收缩乏力的处理原则

①首选镇静剂,使产妇充分休息,多能恢复协调性子宫收缩。②在宫缩未恢复协调性之前,严禁使用缩宫素。③如经上述处理,仍不能恢复协调性宫缩或出现胎儿窘迫征象,应及时行剖宫产术。

二、子宫收缩过强

(一)协调性子宫收缩过强的临床特点

1. 子宫收缩的节律性、对称性和极性均正常,仅子宫收缩力过强、过频(10分钟内宫缩≥5次)。

2. 若产道无梗阻,分娩在短时间内结束。总产程<3小时称为急产,多见于经产妇。

3. 若存在产道梗阻,可出现病理缩复环,导致子宫破裂。

(二)急产对母儿影响

1. 对产妇的影响 ①软产道损伤;②产褥感染;③子宫破裂;④产后出血;⑤羊水栓塞的风险增加。

2. 对胎儿及新生儿的影响 ①胎儿窘迫、新生儿窒息甚至死亡;②新生儿颅内出血;③新生儿感染;④坠地骨折等外伤。

(三)急产的处理原则

1. 凡有急产史者应提前住院待产。

2. 临产后避免灌肠,提前做好接产及预防产后出血、抢救新生儿窒息的准备工作。

3. 产后预防新生儿颅内出血,并预防新生儿破伤风。仔细检查软产道,发现裂伤及时缝合。母儿均应使用抗生素预防感染。

(四)不协调性宫缩过强的临床特点

1. 强直性子宫收缩 其特点是宫缩强烈,失去节律性,宫缩间歇期极短或无间歇。

2. 子宫痉挛性狭窄环 子宫壁局部肌肉呈痉挛性不协调性收缩形成的环形狭窄,持续不放松,称子宫痉挛性狭窄环。子宫痉挛性狭窄环不同于病理缩复环,其位置不随宫缩而上升,不会导致子宫破裂。

(五)不协调性宫缩过强的处理

1. 协调性宫缩过强 ①给予宫缩抑制剂;②若用药后不能缓解或合并产道梗阻,应立即采取剖宫产术;③若胎死宫内,可用乙醚吸入麻醉缓解强直性宫缩,无效者应行剖宫产术。

2. 子宫痉挛性狭窄环 ①停止阴道内操作、停用缩宫药物等；②若无胎儿窘迫征象，给予镇静剂；③若经上述处理，子宫痉挛性狭窄环不能缓解，宫颈口未开全，或胎儿窘迫，均应立即行剖宫产术；④若胎死宫内，子宫颈口已开全，可在乙醚麻醉下经阴道分娩。

第二节 产道异常

产道异常包括骨产道异常及软产道异常。临床上以骨产道异常多见。

一、骨产道异常

骨盆形态异常或径线过短，致使胎先露部下降受阻，影响产程进展，称狭窄骨盆。

（一）狭窄骨盆的分类

1. 骨盆入口平面狭窄 表现为入口平面前后径狭窄，常见于扁平骨盆，包括单纯扁平骨盆和佝偻病性扁平骨盆。

2. 中骨盆与出口平面狭窄 中骨盆平面狭窄常与骨盆出口平面狭窄相伴行，主要见于漏斗型骨盆和横径狭窄骨盆。

3. 骨盆三个平面均狭窄 骨盆形态为正常女型骨盆，各平面径线均较正常值小 2cm 或更多，称均小骨盆，多见于身材矮小、体型匀称的妇女。

4. 畸形骨盆 骨盆失去正常形态和对称性。

（二）狭窄骨盆的诊断

1. 病史 孕妇有无维生素 D 缺乏病（佝偻病）、脊柱和髋关节结核、脊髓灰质炎及骨盆外伤史，既往有无难产史及新生儿有无产伤等。

2. 全身检查 注意观察孕妇体型、步态，有无脊柱及髋关节畸形，米氏菱形窝是否对称。身高 <145cm 者易合并均小骨盆。

3. 腹部检查

（1）腹部一般检查：观察腹型，是否为尖腹或悬垂腹，测宫高、腹围，预测胎儿大小，四步触诊了解胎先露、胎方位及先露是否衔接。

（2）评估头盆关系：初产妇近预产期或临产后胎头仍高浮时，多为骨盆入口平面狭窄，可用跨耻征检查判断头盆是否相称。跨耻征检查方法：孕妇排尿后仰卧，两腿伸直，检查者一手放在耻骨联合上方，另一手将浮动的胎头向骨盆腔方向推压。

胎头跨耻征检查的结果判断：①若胎头低于耻骨联合平面，称胎头跨耻征阴性，表示头盆相称。②若胎头与耻骨联合在同一平面，称胎头跨耻征可疑阳性，表示可疑头盆不称。③若胎头高于耻骨联合平面，称胎头跨耻征阳性，表示头盆不称。④对于跨耻征阳性的孕妇，应让其采取屈腿半卧位，再次进行胎头跨耻征检查，若转为阴性，提示为骨盆倾斜度异常，而非头盆不称。

4. 评估骨盆大小 目前主要通过产科检查评估骨盆大小。

5. B 超检查头盆关系 判断胎儿能否通过骨盆腔。

6. 产程监测 临产及时进行检查产程进展，尽早明确狭窄骨盆的诊断。

（三）狭窄骨盆对母儿的影响

1. 对产妇的影响 ①易致胎位异常或持续性枕横位或枕后位；②继发性宫缩乏力及产

程延长;③手术产、产道裂伤、产后出血的发生率升高;④增加生殖道瘘及子宫破裂的机会;⑤增加产褥感染机会。

2. 对胎儿的影响　①易发生胎膜早破、脐带脱垂,导致胎儿窘迫,甚至胎儿死亡;②手术产率增加,易发生新生儿颅内出血、感染、新生儿产伤。

(四)狭窄骨盆分娩时处理

分娩时应明确狭窄骨盆的类型和程度,结合产力、胎位、胎儿大小、胎心率、产程进展情况等因素,综合分析和判断,决定分娩方式。

1. 骨盆入口平面狭窄的处理

(1)绝对性骨盆狭窄

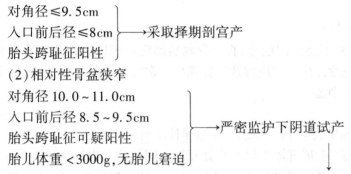

对角径≤9.5cm
入口前后径≤8cm ⎫→采取择期剖宫产
胎头跨耻征阳性 ⎭

(2)相对性骨盆狭窄

对角径10.0~11.0cm
入口前后径8.5~9.5cm
胎头跨耻征可疑阳性 ⎫→严密监护下阴道试产
胎儿体重<3000g,无胎儿窘迫 ⎭

试产时间2~4小时,若胎头不能入盆或胎儿窘迫采取剖宫产

2. 中骨盆平面狭窄的处理　中骨盆平面狭窄易发生持续性枕横位或枕后位。

(1)若宫颈口开全,胎头双顶径下降至坐骨棘水平以下,可经阴道徒手旋转胎头为枕前位,等待自然分娩,或行胎头吸引器或产钳助产。

(2)若胎头双顶径阻滞在坐骨棘水平以上或出现胎儿窘迫时,应行剖宫产术结束分娩。

3. 骨盆出口平面狭窄的处理　骨盆出口平面狭窄禁忌阴道试产。

(1)若出口横径与后矢状径之和<15cm,足月活胎,应行剖宫产术结束分娩。

(2)若二者之和>15cm,多数可经阴道分娩,应做较大会阴后-侧切开,必要时行产钳或胎头吸引器阴道助产。

4. 骨盆三个平面均狭窄的处理

(1)若胎儿不大,胎心、胎位、产力均正常,头盆相称,可以阴道试产。

(2)若胎儿较大,头盆不称,应及时行剖宫产术。

5. 畸形骨盆的处理　凡畸形严重,明显头盆不称者,应及时行剖宫产术。

二、软产道异常

1. 子宫颈水肿　多见于扁平骨盆、持续性枕后位或滞产,子宫颈口未开全时过早使用腹压者,影响子宫颈扩张。

2. 子宫颈坚韧　常见于高龄初产妇,子宫颈组织缺乏弹性,或精神过度紧张,使子宫颈挛缩,子宫颈不易扩张。

3. 瘢痕子宫　曾行剖宫产术、子宫肌瘤剜除术、子宫成形术等。

4. 子宫肌瘤　①子宫下段及子宫颈部的较大肌瘤,影响胎头入盆,应行剖宫产术,并同时切除肌瘤。②若肌瘤在骨盆入口以上而胎头已入盆,肌瘤不阻塞产道可经阴道分娩,肌瘤于产后再行处理。

第三节 胎儿异常

胎儿异常导致的难产包括胎位异常、胎儿发育异常等,其中以胎位异常最为常见。

一、胎位异常

胎位异常包括胎头位置异常、臀先露及肩先露等,是常见的难产因素。以胎头为先露的难产,又称头位难产。

(一)持续性枕后位、枕横位

在分娩过程中,若胎头枕骨不能转向前方,直至分娩后期仍位于母体骨盆的后方或侧方,致使分娩发生困难者,称持续性枕后位或持续性枕横位。常发生于漏斗型骨盆(男型骨盆)或横径狭窄骨盆(类人猿型骨盆)。

1. 临床表现及诊断要点

(1)产程中表现:①活跃晚期及第二产程延长;②过早使用腹压及子宫颈前唇水肿;③在阴道口虽见到胎发,但经多次宫缩、屏气用力却不见胎头继续下降,应考虑持续性枕后位。

(2)腹部检查:①胎背偏向母体腹壁的后方或侧方;②在母体前腹壁或一侧可以触及胎儿肢体;③胎心音在脐下偏外侧最响亮;④枕后位时,胎儿前胸贴近母体腹壁,也可在胎儿肢体侧的胎胸部位听到胎心音。

(3)肛门检查或阴道检查:①枕后位时盆腔后部较空虚;②胎头矢状缝位于骨盆斜径上,前囟在骨盆右前方,后囟在骨盆左后方则为枕左后位,反之为枕右后位;③胎头矢状缝位于骨盆横径上,后囟在骨盆左侧方,为枕左横位,反之为枕右横位。

B超检查,根据胎头眼眶及枕部位置,能准确诊断胎头位置。

2. 处理

(1)第一产程

1)潜伏期:①让产妇朝向胎儿肢体方向侧卧,以利胎头枕部转向前方;②如宫缩不良,应尽早静脉滴注缩宫素;③子宫颈口开全之前,嘱产妇不要屏气用力,以免引起子宫颈前唇水肿。

2)活跃期:①若宫颈口扩张3~4cm产程停滞,宫缩欠佳,排除头盆不称,采取人工破膜及静脉滴注缩宫素;②若宫颈口开大>1cm/h,伴胎先露下降,多能经阴道分娩。如若宫颈口扩张<1cm/h或无进展,或出现胎儿窘迫征象,应行剖宫产术。

(2)第二产程:若初产妇已近2小时,经产妇已近1小时,应行阴道检查,根据头盆关系决定分娩方式。胎头双顶径能否越过坐骨棘水平是决定能否经阴道分娩的关键。

(3)第三产程:预防产后出血及感染。

(二)面先露

胎头以颜面为先露称面先露,多于临产后发现。以颏左前及颏右后位多见。持续性颏后位或持续性颏横位,应行剖宫产术。

(三)臀先露

臀先露是最常见的异常胎位,约占足月分娩总数的3%~4%。

1. 临床分类 根据胎儿下肢的姿势不同分为 3 类。

(1)单臀先露:又称腿直臀先露。最多见。

(2)完全臀先露:又称混合臀先露,较多见。

(3)不完全臀先露:以足、膝或一足一膝为先露,较少见。

2. 临床表现及诊断要点

(1)产程中表现:可出现宫缩乏力及产程延长。

(2)腹部检查:①在子宫底部可触及圆而硬、有浮球感的胎头;②在耻骨联合上方则触到不规则、软而宽的胎臀;③胎心在脐左上或右上方胎背处听诊清楚。

(3)阴道检查:当子宫颈口扩张 2cm 以上胎膜已破时,①触及胎臀、外生殖器及肛门,应与面先露鉴别;②触及胎足时尚需与胎手相鉴别。

(4)B 超检查:能准确探清臀先露类型以及胎儿大小、胎头姿势等。

3. 处理

(1)妊娠期处理:妊娠 30 周后仍为臀先露应予矫正。常用以下方法:①胸膝卧位;②激光照射或艾灸至阴穴;③外转胎位术:若用上述矫正方法无效,可于妊娠 32~34 周行外转胎位术。

(2)分娩期处理

1)剖宫产:其指征为高龄初产、狭窄骨盆、软产道异常、胎儿体重 >3500g、胎儿窘迫、妊娠合并症、有难产史、不完全臀先露,瘢痕子宫、B 超见胎头过度仰伸、有脐带先露等。

2)阴道分娩:无臀先露剖宫产指征者可采取阴道分娩。

第一产程:①卧位不宜站立走动,少做肛查及阴道检查,禁止灌肠,以免胎膜破裂。②一旦破膜,立即听胎心。若胎心异常,应行阴道检查,若发现脐带脱垂,胎心好,宫颈口未开全,应立即行剖宫产术。③若无脐带脱垂,应严密观察产程进展及胎心情况,宫颈口开大至 4~5cm 时,应采取"堵"外阴的方法,宫缩时用无菌巾以手掌堵住阴道口避免胎足脱出。④在"堵"的过程中应每隔 10~15 分钟听 1 次胎心。当胎臀降至阴道口时,说明子宫颈口已开全,应准备接产。

第二产程:初产妇应行会阴后-侧切开。有 3 种分娩方式:①自然分娩:胎儿自然娩出,不做任何牵拉。临床极少见。②臀位助产:当胎臀自然娩出至脐部,胎肩及胎头由接产者协助娩出。胎儿脐部娩出后,一般应在 2~3 分钟娩出胎头,最长不能超过 8 分钟,以免脐带受压过久造成死产。③臀牵引术:胎儿全部由接产者牵拉娩出。此方式对母儿损伤大,一般不宜采用。

第三产程:防止产后出血,应及时缝合并用抗生素预防感染。预防新生儿颅内出血。

二、胎儿发育异常

巨大胎儿

胎儿体重达到或超过 4000g 者,称巨大胎儿。多见于经产妇、过期妊娠、妊娠合并糖尿病、父母身材高大、孕妇肥胖、高龄产妇及有巨大儿分娩史者。近年因营养过度而致巨大胎儿的孕妇有逐渐增多的趋势。

1. 诊断 目前尚无准确的方法预测胎儿大小,出生后方能确诊。①腹部明显膨隆,子宫高度 >35cm,触诊胎体、胎头较大,可初步判断巨大儿。②B 超检查测定胎头双顶径、股骨长度、腹围及头围等各项生物指标协助判断。

2. 处理

(1)妊娠期:检查孕妇有无糖尿病,并应积极治疗,控制血糖,根据血糖控制情况及胎盘功能等综合判断,确定终止妊娠的时机与方式。

(2)分娩期:①估计胎儿体重≥4000g且合并糖尿病者,采取剖宫产术。②估计胎儿体重≥4000g而无糖尿病者,可放宽剖宫产指征,也可阴道试产,同时做好处理肩难产的准备工作。③分娩后应及时检查软产道有无裂伤,并预防产后出血。④对于新生儿,应注意预防低血糖。

【护考练习题】

1. 下列**不是**协调性子宫收缩乏力特点的是
   A. 子宫收缩具有正常的节律性、对称性和极性,但收缩力弱
   B. 当子宫收缩达高峰时,按压子宫底部仍可出现凹陷
   C. 此种宫缩乏力多属原发性宫缩乏力,应与假临产鉴别
   D. 常见于中骨盆和骨盆出口狭窄或持续性枕横位、枕后位
   E. 此种子宫收缩乏力对胎儿影响较小

2. 关于协调性宫缩乏力的说法,正确的是
   A. 宫缩极性倒置   B. 易发生胎儿窘迫   C. 不宜静滴缩宫素
   D. 常出现产程延长   E. 不发生胎盘滞留

3. 下列**不是**不协调性子宫收缩乏力特点的是
   A. 子宫收缩失去正常的节律性、对称性、极性倒置
   B. 宫缩时子宫下段强,宫缩间歇期子宫壁不能完全松弛
   C. 产妇烦躁不安,严重者出现脱水、电解质紊乱
   D. 可出现胎心不规律、胎儿窘迫
   E. 又称低张性宫缩乏力

4. 继发性子宫收缩乏力的临床表现是
   A. 宫缩转弱   B. 宫腔压力增加   C. 宫缩持续时间延长
   D. 宫缩间歇期缩短   E. 产程进展增快

5. 原发性子宫收缩乏力的表现是
   A. 宫颈口如期扩张   B. 胎先露如期下降   C. 产程延长
   D. 子宫收缩转强   E. 产程进展正常

6. 协调性子宫收缩乏力的处理原则**错误**的是
   A. 支持疗法   B. 加强子宫收缩   C. 加强第二产程的观察
   D. 静脉快速滴注缩宫素   E. 预防产后出血

7. 协调性子宫收缩乏力的主要特征是
   A. 宫缩间歇期宫底部不能完全松弛   B. 宫缩时手按宫底部可出现凹陷
   C. 出现子宫痉挛性狭窄环   D. 宫缩失去对称性和极性
   E. 产妇疼痛难忍

8. 不协调性宫缩乏力的正确处理是
   A. 哌替啶肌内注射   B. 人工破膜   C. 静滴缩宫素
   D. 针刺合谷三阴交   E. 主要为支持疗法

9. 子宫收缩过强对胎儿的影响**错误**的是
   A. 影响子宫胎盘的血液循环   B. 使胎儿宫内缺氧

C. 易出现胎儿宫内窘迫　　　　　　D. 易出现新生儿窒息

E. 不会引起胎儿死亡

10. 关于异常产程的叙述,下列正确的是

A. 潜伏期超过 16 小时称潜伏期延长

B. 活跃期宫颈口扩张初产妇 <1.5cm/h,提示活跃期延长

C. 进入活跃期后,子宫颈口停止扩张 >1 小时,称活跃期停滞

D. 第二产程初产妇 >4 小时,经产妇 >2 小时,称第二产程延长

E. 总产程少于 2 小时为急产,超过 26 小时称滞产

11. 关于缩宫素的应用下列**错误**的是

A. 适用低张性宫缩乏力、胎心良好、胎位正常、宫颈口扩张≥2cm 者

B. 0.9% 氯化钠注射液 500ml 加入缩宫素 2.5U,从 4~5 滴/分钟开始

C. 最大滴速不超过 60 滴/分钟,达到宫缩持续 40~60 秒,间歇 2~3 分钟

D. 对于不敏感者酌情增加缩宫素剂量

E. 必须有专人监护宫缩、胎心、血压及产程进展等情况

12. 不协调性子宫收缩乏力**禁用**

A. 阿托品　　　　　　B. 哌替啶　　　　　　C. 缩宫素

D. 地西泮　　　　　　E. 硫酸镁

13. 协调性子宫收缩乏力,子宫颈口开大 5cm,胎膜未破,无头盆不称,最佳处理是

A. 人工破膜后静脉滴注缩宫素　　　　B. 缩宫素静脉滴注

C. 等待产程自然进展　　　　　　　　D. 剖宫产术

E. 给予镇静剂

14. 胎头跨耻征阳性提示

A. 子宫收缩乏力　　　　B. 头盆不称　　　　C. 臀先露

D. 横位　　　　　　　　E. 子宫收缩过强

15. 中骨盆狭窄容易引起

A. 脐带异常　　　　　　　　B. 胎先露入盆受阻

C. 胎头跨耻征阳性　　　　　D. 持续性枕后位或枕横位

E. 胎膜早破

16. 引起持续性枕横位、枕后位的常见骨盆类型是

A. 扁平骨盆　　　　　　B. 漏斗型骨盆　　　　C. 偏斜骨盆

D. 畸形骨盆　　　　　　E. 女性骨盆

17. 单纯性扁平骨盆骨盆外测量小于正常的径线是

A. 骶耻外径　　　　　　B. 坐骨结节间径　　　　C. 坐骨棘间径

D. 耻骨弓角度　　　　　E. 后矢状径

18. 临产后胎头迟迟不能入盆,最有价值的测量径线是

A. 髂嵴间径　　　　　　B. 髂棘间径　　　　　　C. 坐骨棘间径

D. 骶耻外径　　　　　　E. 对角径

19. 可以阴道试产的是

A. 头先露,骨盆入口相对性狭窄　　　B. 头先露,骨盆出口狭窄

C. 头先露,中骨盆狭窄　　　　　　　D. 臀先露,骨盆入口狭窄

E. 臀先露,均小骨盆

20. 测得孕妇坐骨结节间径 7cm,出口后矢状径 7cm,正确的分娩方式为
  A. 自然分娩   B. 会阴侧切阴道分娩 C. 产钳术
  D. 胎头吸引术   E. 剖宫产术

21. 胎头跨耻征阳性的孕妇临产后**不可能**出现
  A. 子宫收缩力异常 B. 病理缩复环   C. 胎头入盆
  D. 胎膜早破   E. 胎位异常

22. 子宫颈口开全后阴道检查胎头矢状缝与骨盆出口前后径一致,大囟门在前方,诊断为
  A. 持续性枕横位 B. 持续性枕后位   C. 骨盆出口狭窄
  D. 头盆不称   E. 原发性宫缩无力

23. 初产妇宫颈口开全近 2 小时,胎头双顶径在坐骨棘以下 3cm,小囟门位于骨盆的左后方,胎心 106 次/分,以下处理恰当的是
  A. 静脉滴注缩宫素 B. 立即剖宫产   C. 产钳助产
  D. 给产妇吸氧   E. 给产妇吸氧同时,采取胎头吸引器助产

24. 胸膝卧位纠正胎方位的时间是
  A. 妊娠早期   B. 妊娠中期   C. 妊娠 30 周以后
  D. 妊娠 36 周以后 E. 预产期前 1 周

25. 妊娠 30 周后仍为臀位,最好采用的纠正方法是
  A. 胸膝卧位   B. 艾灸或激光照射至阴穴
  C. 外转胎位术   D. 内转胎位术
  E. 胸膝卧位联合艾灸至阴穴

26. 关于臀位的描述,以下**不正确**的是
  A. 在脐左上或右上方听胎心最清楚
  B. 在阴道口见到胎足,应采取堵外阴的方法
  C. 胎儿脐部娩出后,胎头娩出时间最长不超过 8 分钟
  D. 第一产程多活动,有利于分娩
  E. 初产妇不完全臀先露原则上应采取剖宫产

27. 臀位分娩,下列正确的是
  A. 胎臀娩出后,胎头娩出无困难
  B. 宫缩时见胎粪流出考虑为胎儿缺氧
  C. 胎儿脐部娩出后,一般应在 2~3 分钟娩出胎头
  D. "堵"臀时间过长不好
  E. 阴道口见胎臀拨露,快速结束分娩

28. 臀先露孕妇,下列可以阴道分娩的是
  A. 高龄初产   B. 狭窄骨盆   C. 胎儿窘迫
  D. 有难产史   E. 胎儿体重 3200g

29. 肩先露临产,检查胎头在左侧,胎手脱出,与检查者右手相握,胎方位是
  A. 肩左前位   B. 肩右前位   C. 肩右后位
  D. 肩右后位   E. 无法判断

30. 足月妊娠临产,肩先露,出现病理缩复环,胎儿死亡,采取分娩的方式是
    A. 阴道自然分娩　　　　B. 阴道助产　　　　C. 经阴道毁胎术
    D. 剖宫产术　　　　　　E. 乙醚麻醉下内转胎位术

31. 关于巨大儿,下列叙述错误的是
    A. 胎儿体重达到或超过 4000g 者
    B. 多见于经产妇、过期妊娠、妊娠合并糖尿病者
    C. 子宫高度 >35cm,触诊胎体、胎头较大,可初步判断巨大儿
    D. 肩径和胸径大于头径者需警惕肩难产的发生
    E. 胎儿体重≥4000g 者均采取剖宫产术

32. 关于异常分娩的诊治,以下叙述错误的是
    A. 异常分娩的共同表现是产程延长
    B. 头位难产多在妊娠晚期明确诊断
    C. 胎膜早破常是异常分娩的征兆
    D. 在阴道口见到胎发,但经多次宫缩、屏气却不见胎头继续下降,应考虑持续性枕后位
    E. 熟练掌握引起难产的诸因素及其相互关系,密切观察产程,才能及早识别异常分娩

33. 试产的护理中错误的是
    A. 专人守护
    B. 试产中一般不用镇静、镇痛药
    C. 试产 8 小时,胎头仍未入盆,停止试产
    D. 试产应注意先兆子宫破裂的征象
    E. 少肛查,尽量灌肠

34. 26 岁初孕,第一产程进展顺利,宫口开全已超过 2h,胎头位于坐骨棘下 2cm,宫缩每 30s/3~4min,胎心 128 次/分,诊断是
    A. 原发性宫缩乏力　　　B. 滞产　　　　　　C. 胎儿宫内窘迫
    D. 第二产程延长　　　　E. 正常分娩经过

(35~37 题共用题干)

第一胎,孕足月,枕左前位,规律宫缩已 17 小时,宫口开大 3cm,胎心 140 次/分,产妇一般情况良好。宫缩较初期间歇时间长,约 8~10 分钟一次,持续时间 30 秒,宫缩高峰时子宫不硬,经阴道检查无头盆不称。

35. 该产妇除有宫缩乏力外,还应诊断
    A. 第二产程延长　　　　B. 活跃期延长　　　C. 活跃期缩短
    D. 潜伏期延长　　　　　E. 潜伏期缩短

36. 对该产妇正确的处理是
    A. 剖宫产术　　　　　　B. 胎头吸引术　　　C. 待其自然分娩
    D. 缩宫素静滴　　　　　E. 立即产钳结束分娩

37. 对该产妇护理不正确的是
    A. 做好心理护理
    B. 注意定时听胎心

    C. 指导产妇6~8 小时排尿1 次

    D. 严密观察产程进展

    E. 鼓励产妇进食

(38~40题共用题干)

李女士,孕 39 周,G_1P_0。胎心 140 次/分,宫缩 40s/3~4min,阴道检查,大囟门在母体骨盆的左前方,矢状缝与骨盆出口右斜径一致,宫口开大 3cm,$S=0$,无头盆不称。产妇一般情况良好。

38. 该产妇胎方位是

    A. 枕左前位   B. 枕右前位   C. 枕右后位

    D. 枕左后位   E. 枕左横位

39. 第一产程让产妇采取的卧位是

    A. 朝向胎背侧侧卧   B. 朝向胎儿肢体侧侧卧

    C. 臀高位   D. 膀胱结石位

    E. 平卧位

40. 活跃期,宫颈口扩张 <1cm/h,胎心 100 次/分,应采取

    A. 指导产妇宫缩时正确屏气,争取阴道分娩

    B. 给产妇吸氧

    C. 宫口开全后行胎头吸引术

    D. 宫口开全后行产钳术

    E. 给产妇吸氧的同时行剖宫产术

(韩清晓)

第十一章　分娩期并发症

【学习小结】

本章讲授的是关于分娩期前、分娩过程中或分娩后出现异常情况的知识,共分六节讲授。第一节胎膜早破;第二节脐带脱垂;第三节子宫破裂;第四节产后出血;第五节羊水栓塞;第六节新生儿窒息。

【重点难点解析】

第一节　胎膜早破

胎膜早破:是指临产前胎膜自然破裂。

（一）病因

1. 生殖道感染　病原微生物上行感染。

2. 羊膜腔压力增高　多胎妊娠、羊水过多、巨大儿等。

3. 胎膜受力不均　头盆不称、胎位异常。

4. 营养因素　孕妇缺乏微量元素维生素 C、锌和铜。

（二）对母儿影响

1. 对母体影响　诱发早产、宫内感染、产褥感染和胎盘早剥。

2. 对胎儿的影响　诱发早产,早产儿呼吸窘迫综合征,胎肺发育不良。

（三）临床表现及诊断

1. 孕妇突感有液体自阴道流出,继而可有少量液体间断流出。

2. 阴道窥器检查　见液体自宫颈流出或后穹隆较多积液并见到胎脂样物质。

3. 肛诊　触不到前羊水囊,将胎先露部上推时见到流液量增多。

4. 羊膜镜检、B 超检查。

（四）治疗

1. 足月胎膜早破的处理　若宫颈成熟,可进行观察;若 12 小时内未临产,行药物引产并用抗生素防感染。

2. 未足月胎膜早破的处理

（1）期待疗法:适于孕 28～35 周不伴感染、羊水池深度≥3cm 者。一般处理;预防感染;宫缩抑制剂应用;促胎肺成熟;纠正羊水过少。

（2）终止妊娠:根据具体情况选择经阴道分娩或剖宫产。

第二节 脐带脱垂

脐带脱垂:指胎膜破裂后脐带脱出于宫颈口外进入阴道内,甚至露于外阴部。

脐带先露:指胎膜未破时脐带位于胎先露部前方或一侧。

（一）病因

1. 胎头未衔接 骨盆狭窄或胎儿过度发育,头盆不称或胎头入盆困难。

2. 异常胎先露 是主要原因,臀位与横位易发生脐带脱垂。

3. 其他 如脐带过长和羊水过多等。

（二）对母儿影响

1. 对产妇影响 增加剖宫产率及手术助产率。

2. 对胎儿影响 胎心率异常甚至完全消失或胎死宫内。

（三）临床表现及诊断

1. 脐带先露 胎膜未破,胎动、宫缩后胎心率突然变慢。

2. 脐带脱垂 胎膜破裂后胎心率出现异常。

（四）治疗

1. 脐带先露 根据具体情况,可经阴道分娩或行剖宫产术。

2. 脐带脱垂 胎心尚好、胎儿存活者,尽快行阴道手术助产或剖宫产术。

第三节 子宫破裂

子宫破裂指在妊娠晚期或分娩期子宫体部或子宫下段发生破裂。

（一）病因

1. 梗阻性难产 是最常见的原因。骨盆狭窄、头盆不称、胎位异常、软产道阻塞、巨大儿、胎儿畸形等。

2. 瘢痕子宫 子宫曾有手术史,如剖宫产、子宫肌瘤剔除术等。

3. 宫缩剂使用不当 未正确掌握缩宫素使用的适应证,或使用剂量过大,或子宫对缩宫素过于敏感。

4. 手术损伤或外伤 不适当或粗暴的阴道助产手术。

（二）临床表现及诊断

子宫破裂多发生于分娩期,通常为一个渐进发展的过程,多数可分为先兆子宫破裂和子宫破裂两个阶段。

1. 先兆子宫破裂 常见于产程长、有梗阻性难产因素的产妇。表现为:①子宫呈强直性或痉挛性过强收缩。②宫体和子宫下段间形成病理缩复环。此环会随宫缩逐渐上升达脐平甚至脐上,宫缩时子宫外形呈葫芦状,子宫下段压痛明显。③出现排尿困难、血尿。④胎心率异常。

2. 子宫破裂

（1）不完全性子宫破裂:子宫肌层全部或部分破裂,但浆膜层完整,宫腔与腹腔未相通,胎儿及其附属物仍在宫腔内,称为不完全性子宫破裂。多见于子宫下段剖宫产切口瘢痕破裂。仅在不全破裂处有压痛。胎心多不规则或消失。

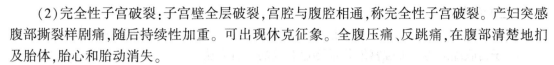

（2）完全性子宫破裂：子宫壁全层破裂，宫腔与腹腔相通，称完全性子宫破裂。产妇突感腹部撕裂样剧痛，随后持续性加重。可出现休克征象。全腹压痛、反跳痛，在腹部清楚地扪及胎体，胎心和胎动消失。

（三）预防

1. 作好产检，高危因素者提前入院。
2. 前次剖宫产者，行剖宫产终止妊娠。
3. 严密观察产程进展。
4. 严格掌握缩宫剂应用指征。
5. 正确掌握产科手术助产的指征及操作规范。

（四）治疗

1. 先兆子宫破裂　立即抑制子宫收缩，尽快剖宫产。
2. 子宫破裂　无论胎儿是否存活，均应在积极抢救休克的同时，尽快手术治疗。根据产妇状态、子宫破裂的程度、破裂时间及感染的程度决定手术方式。

第四节　产 后 出 血

产后出血：指胎儿娩出后 24 小时内失血量超过 500ml 者，剖宫产时超过 1000ml 者。多发生于产后 2 小时内。居我国目前孕产妇死亡原因的首位。

（一）病因

1. 子宫收缩乏力　最常见，占产后出血总数的 70%~80%。常见因素有全身因素、产科因素、子宫因素和药物因素。
2. 胎盘因素　分为胎盘剥离后滞留、胎盘剥离不全、胎盘嵌顿、胎盘粘连、胎盘植入和胎盘胎膜残留几个类型。
3. 软产道裂伤　软产道组织弹性较差、胎儿过大、宫缩过强、产程进展过快、接产时未保护好会阴、助产手术操作不规范等均可引起。
4. 凝血功能障碍　见于与产科有关的并发症或产妇合并血液系统疾病。

（二）临床表现及诊断

表现为阴道流血及失血性休克征，出血量的测量和出血原因的诊断是关键。

1. 测量失血量方法　称重法、容积法和面积法。
2. 产后出血原因的诊断　根据阴道流血发生时间、出血量与胎儿、胎盘娩出之间的关系，能初步判断引起产后出血的原因。有时产后出血的几个原因互为因果。

（1）子宫收缩乏力：常为分娩过程中宫缩乏力的延续，产后宫底升高，子宫质软、轮廓不清，阴道流血多。按摩子宫及应用宫缩剂后，子宫变硬，阴道流血减少或停止，是子宫收缩乏力与其他原因出血的重要鉴别方法。

（2）胎盘因素：胎儿娩出后 10 分钟内胎盘未娩出，并有阴道大量流血首先考虑为胎盘因素所致。

（3）软产道裂伤：胎儿娩出后，立即出现阴道持续性流血，色鲜红。考虑软产道损伤。

（4）凝血功能障碍：产妇持续性阴道流血，血液不凝，止血困难。尤其全身多部位出血时，应考虑凝血功能障碍。

（三）治疗

处理原则：针对出血原因，迅速止血；补充血容量，纠正失血性休克；防止感染。

1. 子宫收缩乏力　加强宫缩是最迅速有效的止血方法。

（1）按摩子宫：①经腹壁按摩宫底；②腹部-阴道双手按摩子宫法。

（2）应用宫缩剂：①缩宫素肌内注射或静脉滴注，必要时直接行宫体注射；②前列腺素类药物：缩宫素无效时，尽早使用前列腺素类药物。

（3）填塞宫腔：应用无菌纱布条填塞宫腔，有明显的局部止血作用。警惕因填塞不紧致宫腔隐性出血。也可采用宫腔放置球囊代替宫腔填塞纱布止血。

（4）结扎盆腔血管：经上述处理无效，出血不止，为抢救产妇生命，先经阴道结扎子宫动脉上行支，若无效可经腹结扎子宫动脉或髂内动脉。

（5）髂内动脉或子宫动脉栓塞：髂内动脉栓塞术仅适于产妇生命体征稳定时进行。

（6）切除子宫：难以控制并危及产妇生命的产后出血，应在积极输血补充血容量的同时，行子宫次全切除术或子宫全切除术，以挽救产妇生命。

2. 胎盘因素　有胎盘滞留时应立即做阴道及宫腔检查，若胎盘已剥离应立即取出胎盘。若为胎盘粘连，可一手按压子宫底，另一手轻轻伸入宫腔，试行人工剥离胎盘术。若剥离困难怀疑有胎盘植入，切忌强行剥离，以手术切除子宫为宜。胎盘胎膜残留可行钳刮术或刮宫术。

3. 软产道裂伤　及时准确地修补、缝合裂伤可有效地止血。

4. 凝血功能障碍　首先应排除子宫收缩乏力、胎盘因素、软产道裂伤等原因引起的出血。明确诊断后尽快输新鲜全血、补充血小板、纤维蛋白原或凝血酶原复合物等，并对因治疗。

5. 出血性休克的处理　针对出血原因进行止血治疗的同时，积极抢救休克。

（四）预防

产前加强检查；产时严密观察并正确处理各产程；产后严密观察。

第五节　羊水栓塞

羊水栓塞：指在分娩过程中羊水突然进入母体血液循环引起的急性肺栓塞、过敏性休克、弥散性血管内凝血、肾衰竭等一系列病理改变的综合征。

（一）病因

一般认为羊水栓塞是由于羊水中的有形物质（胎儿毳毛、胎脂、胎粪、角化上皮等）经宫颈黏膜静脉、胎盘附着处的静脉窦进入母体血液循环引起。强烈宫缩、胎膜破裂、宫颈或宫体损伤处有开放的血窦是导致羊水栓塞发生的基本条件。

（二）病理生理

羊水进入血液循环，阻塞肺小血管，引起机体变态反应和凝血机制异常。

1. 肺动脉高压　羊水中有形成分直接形成栓子，经肺动脉进入肺循环，阻塞小血管引起肺动脉高压。

2. 过敏性休克　羊水有形物质成为致敏原作用于母体，引起Ⅰ型变态反应导致过敏性休克。

3. 弥散性血管内凝血。

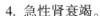

4. 急性肾衰竭。

（三）临床表现

羊水栓塞起病急骤、来势凶险。多发生在分娩过程中，尤其是胎儿娩出前后的短时间内。典型的临床经过可分三个阶段：

1. 心肺功能衰竭和休克。

2. DIC 引起出血。

3. 急性肾衰竭。

（四）治疗

一旦出现即刻进行抢救。抗过敏、纠正呼吸循环衰竭和改善低氧血症、抗休克、防止DIC 和肾衰竭发生。

1. 抗过敏、解除肺动脉高压，改善低氧血症

（1）吸氧：保持呼吸道通畅立即行面罩给氧或气管插管正压给氧，必要时行气管切开。

（2）抗过敏：在改善缺氧的同时，尽快给予大剂量肾上腺糖皮质激素抗过敏、解痉、保护细胞。

（3）缓解肺动脉高压：解痉药物能改善肺血流灌注，预防右心衰竭。

2. 抗休克　①补充血容量；②升压药物；③纠正酸中毒；④纠正心衰。

3. 防治 DIC

（1）肝素钠：羊水栓塞初期血液呈高凝状态时短期内使用。

（2）补充凝血因子：应及时输新鲜血或血浆、纤维蛋白原等。

（3）抗纤溶药物：纤溶亢进时，用氨基己酸或氨甲苯酸抑制纤溶激活酶，从而抑制纤维蛋白的溶解。

4. 预防肾衰竭。

5. 预防感染　应选用对肾脏毒性较小的广谱抗生素预防感染。

6. 产科处理　羊水栓塞发生后应立即积极抢救产妇生命，若在第一产程发病，应待产妇病情改善后立即剖宫产。若在第二产程发病，应在抢救产妇的同时，行阴道助产结束分娩。若发生产后大出血，经积极采取措施短时间内无法止血者，应行子宫切除术，争取抢救时机。

第六节　新生儿窒息

新生儿窒息是指婴儿出生后不能建立正常的自主呼吸而导致低氧血症、高碳酸血症、代谢性酸中毒及全身多脏器损伤。

（一）病因

凡是影响胎儿、新生儿气体交换的因素均可引起窒息。

1. 母体因素　孕妇有慢性或严重疾病、妊娠并发症、孕母吸毒、吸烟等。

2. 胎盘及脐带因素　前置胎盘、胎盘老化、脐带脱垂、绕颈、打结等。

3. 胎儿因素　早产儿或巨大儿、先天性畸形、宫内感染、呼吸道阻塞等。

（二）临床表现及诊断

1. Apgar 评分评估窒息程度　4～7 分为轻度窒息，0～3 分为重度窒息。

2. 多脏器受损症状　脑细胞最敏感，其次为心肌、肝和肾上腺。

（三）治疗

新生儿出生后应立即进行复苏及评估，而不应延迟至 1 分钟 Apgar 评分后进行，并由产科医师、儿科医师、助产士（师）及麻醉师共同协作进行。

1. 复苏方案　采用国际公认的 ABCDE 复苏方案。

A：清理呼吸道；B：建立呼吸；C：维持正常循环；D：药物治疗；E：评估。其中 A 是根本，B 是关键，应严格按照 A→B→C→D 步骤进行复苏。

2. 复苏步骤和程序　根据 ABCDE 复苏方案，复苏步骤如下：

（1）快速评估：出生后立即快速评估。

（2）初步复苏：①保暖；②摆好体位：置新生儿头轻微仰伸位；③清理呼吸道：肩娩出前助产者用手挤出新生儿口咽、鼻中的分泌物；④擦干：用温热干毛巾快速擦干全身；⑤刺激：用手拍打或手指轻弹患儿的足底或摩擦背部 2 次以诱发自主呼吸。以上步骤应在 30 秒内完成。

（3）正压通气：正压通气压力为 20～25cmH$_2$O，少数病情严重者开始通气压力为 30～40cmH$_2$O，经 30 秒充分正压通气后，如有自主呼吸，且心率 >100 次/分，可逐步减少并停止正压通气。如自主呼吸不充分，或心率 <100 次/分，须继续用气囊面罩或气管插管正压通气。

（4）胸外心脏按压：如充分正压通气 30 秒后心率持续 <60 次/分，应同时进行胸外心脏按压。用双拇指或示中指按压胸骨体下 1/3 处，频率为 90 次/分（每按压 3 次，正压通气 1 次），按压深度为胸廓前后径的 1/3。

（5）药物治疗：新生儿复苏时很少需要用药。①肾上腺素；②扩容剂；③碳酸氢钠。

3. 复苏后监护　复苏后仍需监测体温、呼吸、心率、血压、尿量、氧饱和度及窒息引起的多器官损伤。

【护考练习题】

1. 对胎膜早破患者采取的措施，应**除外**
   A. 立即听胎心并记录破膜时间
   B. 避免不必要的肛诊与阴道检查
   C. 注意羊水的性状和颜色，出现胎儿宫内缺氧的表现，应及时给予吸氧
   D. 超过 12 小时尚未临产，遵医嘱给予抗生素
   E. 一旦脐带脱垂，可等待自然分娩

2. 初孕妇，27 岁，孕 37^{+2}周，凌晨 6:00 下床时自觉阴道流出大量稀水样液体，于当日上午 9:30 入院，正确的处理措施是
   A. 以轮椅送入病房
   B. 病人可自由活动
   C. 患者取头低脚高位，以平车送往病房
   D. 患者可沐浴
   E. 患者取头高脚低位，以平车送往病房

3. 胎膜早破病人应**禁止**
   A. 立即听胎心音　　　　　　　　B. 头高脚低位卧床休息
   C. 保持外阴清洁　　　　　　　　D. 抬高臀部

E. 破膜 12 小时未临产的应用抗生素

4. 关于胎膜早破,**不正确**的是
 A. 发生在临产前
 B. 胎膜破裂后阴道 pH 升高
 C. 破膜后立即听胎心音
 D. 胎先露高浮,胎膜早破后为促进产程进展,应下床活动
 E. 保持外阴清洁

5. 某孕妇,孕 38 周,臀位,突然阴道大量流液而入院,立即给予抬高臀部处理,目的是为了预防
 A. 感染 　　　　　　B. 早产 　　　　　　C. 胎位异常
 D. 子宫破裂 　　　　E. 脐带脱垂

(6~7 题共用题干)

某产妇,孕 40 周。胎先露高浮,规律宫缩 2 小时,胎膜破裂后,胎心音突然变慢,100 次/分钟,宫口开大 1.5cm。

6. 该产妇很可能是
 A. 胎盘早剥 　　　　B. 脐带脱垂 　　　　C. 脐带先露
 D. 先兆子宫破裂 　　E. 子宫破裂

7. 首先采取的紧急措施是
 A. 胎心音监护
 B. 行阴道手术助产
 C. 吸氧
 D. 迅速取头低臀高位,并将手置于阴道内上推胎先露
 E. 立即行剖宫产的术前准备

(8~9 题共用题干)

某产妇,孕 35 周。臀位,不规律宫缩 4 小时,胎心音 144 次/分。肛查:宫口未开,胎先露高浮,未破膜,收住院。

8. 住院 4 小时后,胎膜破裂,首先进行的处理是
 A. 测生命体征 　　　B. 立即行阴道检查 　　C. 输液
 D. 吸氧 　　　　　　E. 立即听胎心音

9. 紧急处理后,对病人处理**不正确**的是
 A. 行阴道检查,每日两次 　　　　B. 应用宫缩抑制剂
 C. 促进胎肺成熟 　　　　　　　　D. 破膜 12 小时以上者应预防性使用抗生素
 E. 保持外因清洁

10. 关于子宫破裂,**不正确**的描述是
 A. 先兆子宫破裂时用药物抑制宫缩后观察
 B. 先兆子宫破裂时应立即给予抑制子宫收缩药物,尽快行剖宫产术
 C. 术后遵医嘱给予抗生素控制感染
 D. 子宫破裂者积极抢救休克的同时,尽快手术治疗
 E. 分娩期不正确使用缩宫素可导致子宫破裂

11. 病理缩复环可见于
    A. 前置胎盘　　　　　　　B. 多胎妊娠　　　　　　　C. 羊水过多
    D. 胎盘早剥　　　　　　　E. 先兆子宫破裂

12. 头盆不称引起子宫破裂属于
    A. 子宫瘢痕　　　　　　　B. 子宫损伤　　　　　　　C. 梗阻性难产
    D. 宫缩剂应用不当　　　　E. 膀胱充盈

13. 某产妇,27 岁,G_1P_0,枕左横位,临产后因为宫缩乏力,给予缩宫素静滴,现宫缩强且呈持续性,不能缓解,在脐耻之间出现了一陷凹,子宫下段明显压痛,胎心音 166 次/分,首选的护理措施为
    A. 立即行剖宫产术　　　　　　　　B. 给止痛剂
    C. 药物抑制宫缩　　　　　　　　　D. 立即停用缩宫素并积极行术前准备
    E. 吸氧、输液

14. 产后出血指
    A. 胎儿娩出 4 小时内,阴道流血量 >500ml 者
    B. 胎儿娩出 8 小时内,阴道流血量 >500ml 者
    C. 胎儿娩出 12 小时内,阴道流血量 >1000ml 者
    D. 剖宫产时,阴道流血量 >800ml 者
    E. 胎儿娩出后 24 小时内,阴道流血量 >500ml,剖宫产时超过 1000ml 者

15. 导致产后出血首位的原因为
    A. 胎盘残留　　　　　　　B. 胎盘粘连　　　　　　　C. 宫缩乏力
    D. 宫颈撕裂　　　　　　　E. 凝血功能障碍

16. 产后出血最重要的预防措施是
    A. 适度做会阴侧切术
    B. 胎肩娩出后立即肌注缩宫素 10U
    C. 督促产妇及时排空膀胱
    D. 产后 24 小时内观察阴道流血及宫缩情况
    E. 产后早期哺乳

17. 某产妇,经阴道助产分娩一女婴,体重 3100g。胎盘娩出后阴道持续出血约 700ml。处理措施正确的是
    A. 不能按摩子宫,以免再出血　　　　B. 检查胎盘、胎膜是否完整
    C. 会阴垫不需保留　　　　　　　　　D. 不必使用抗生素
    E. 不可使用缩宫素

18. 某产妇,产程延长行产钳助产,胎儿娩出后阴道持续不断流血,色鲜红。检查:胎盘完整,子宫底脐下 2 指,质硬,阴道不断有鲜红色血流出,有凝血块。首要的措施是
    A. 补充血容量　　　　　　B. 检查软产道　　　　　　C. 注射止血药
    D. 按摩子宫　　　　　　　E. 静脉滴注缩宫素

19. 产妇,顺产后阴道出血量大,暗红色。检查发现子宫体软。采取首要措施是
    A. 检查胎盘是否完整　　　　　　　B. 检查软产道有无损伤
    C. 检查凝血功能　　　　　　　　　D. 按摩子宫
    E. 做好输血准备

20. **不是**引起宫缩乏力性产后出血的原因的是
    A. 产程延长 　　　　 B. 大量应用镇静剂 　　　 C. 产后尿潴留
    D. 产妇体力衰竭 　　 E. 孕前子宫内膜炎症

21. 胎盘早剥病人产后出现阴道大出血,胎盘胎膜娩出完整,血液不凝,考虑为
    A. 宫缩乏力 　　　　 B. 软产道裂伤 　　　　 C. 胎盘滞留
    D. 凝血功能障碍 　　 E. 胎盘、胎膜残留

22. 与产后出血**无关**的是
    A. 早产 　　　　　　 B. 羊水过多 　　　　　 C. 滞产
    D. 双胎 　　　　　　 E. 妊娠合并子宫肌瘤

23. 对于宫缩乏力性产后出血,首选的处理为
    A. 按摩子宫,并应用宫缩剂 　　　 B. 只按摩子宫
    C. 手术止血 　　　　　　　　　　 D. 宫腔纱条止血
    E. 立即输血

24. 产后出血预防感染的措施中**除外**
    A. 按摩子宫 　　　　 B. 注意体温变化 　　　 C. 保持外阴清洁
    D. 遵医嘱应用抗生素 　　 E. 各项操作严格无菌

(25~26 题共用题干)

某产妇,双胎,阴道分娩,胎盘娩出后阴道流血较多。查体:胎盘、胎膜娩出完整,子宫轮廓不清,出血呈间歇性,血液呈暗红色,病人面色苍白,神志淡漠,血压下降。

25. 该病人出血的原因为
    A. 胎盘、胎膜残留 　　 B. 软产道裂伤 　　　 C. 胎盘滞留
    D. 子宫收缩乏力 　　　 E. DIC

26. 对于该病人,应立即采用的处理措施为
    A. 缝合软产道 　　　　　　　　 B. 按摩子宫,同时应用缩宫素
    C. 人工剥离胎盘 　　　　　　　 D. 刮出宫内残留的胎盘
    E. 应用抗凝药物

27. 29 岁经产妇,孕 39 周,临产 3 小时。检查:宫缩强,宫口开大 4cm,自然破膜并出现烦躁、呛咳、呼吸困难、发绀,血压 60/30mmHg。最先考虑为
    A. 羊水栓塞 　　　　 B. 子宫破裂 　　　　　 C. 急性左心衰竭
    D. 胎膜早破 　　　　 E. 先兆子痫

28. 羊水栓塞的病因**不包括**
    A. 宫缩剂应用不当 　　 B. 宫颈裂伤 　　　　 C. 早产
    D. 剖宫产 　　　　　　 E. 羊膜腔穿刺

29. 典型羊水栓塞病人,临床依次经过的三个阶段是
    A. 心衰期、出血期、DIC 期 　　　 B. 出血期、急性肾衰竭期、休克期
    C. 休克期、出血期、急性肾衰竭期 　 D. 出血期、心衰期、DIC 期
    E. 呼吸衰竭期、休克期、急性肾衰竭期

30. 下述**不是** Apgar 评分的依据是
    A. 心率 　　　　　　 B. 皮肤颜色 　　　　　 C. 喉反射
    D. 肌张力 　　　　　 E. 体温

31. 新生儿重度窒息时 Apgar 评分是
    A. ≤3 分   B. 3~4 分   C. 4~5 分
    D. 6 分   E. 8~10 分

32. 下列新生儿 Apgar 评分为 1 分的是
    A. 经刺激有咳嗽、恶心   B. 心率 110 次/分
    C. 四肢稍屈曲   D. 呼吸规律、间断哭声
    E. 皮肤红润

33. 胎儿宫内窘迫,娩出后四肢青紫,呼吸不规则,心率大于 100 次/分,有力,四肢稍屈曲活动,清理呼吸道时患儿咳嗽,新生儿 Apgar 评分为
    A. 10 分   B. 9 分   C. 8 分
    D. 7 分   E. 6 分

34. 某出生后 1 分钟的新生儿,心率 90 次/分,无呼吸,四肢稍屈,无喉反射,口唇青紫,全身苍白。Apgar 评分为
    A. 5 分   B. 4 分   C. 3 分
    D. 2 分   E. 1 分

35. 下述不是新生儿苍白窒息的临床表现是
    A. 皮肤颜色苍白   B. 肌张力松弛   C. 反射缺如
    D. 心音慢弱,不规则   E. 呼吸表浅

36. 有关新生儿窒息,下列正确的是
    A. 青紫窒息为重度窒息   B. 产时使用镇静剂不可能导致新生儿窒息
    C. 苍白窒息为轻度窒息   D. 胎儿肺发育不良不会导致新生儿窒息
    E. 苍白窒息为全身皮肤苍白,仅有口唇呈青紫色

37. 有关新生儿重度窒息,错误的是
    A. 评分 0~3 分   B. 躯干及四肢皮肤青紫
    C. 无呼吸或仅有喘息样呼吸   D. 心跳弱、不规则,心率 <80 次/分
    E. 肌张力松弛,喉反射消失

38. 抢救新生儿窒息首选措施是
    A. 人工呼吸   B. 氧气吸入
    C. 清理呼吸道   D. 应用呼吸中枢兴奋剂
    E. 纠正酸中毒

39. 进行新生儿心外按摩的部位是
    A. 胸骨体上 1/5   B. 胸骨体上 1/4   C. 胸骨体下 1/3
    D. 胸骨体中下段   E. 胸骨体左侧

40. 进行新生儿心外按摩时,按压深度为
    A. 胸骨下陷 0.5cm   B. 胸骨下陷 1~2cm   C. 胸骨下陷 3cm
    D. 胸骨下陷 4~5cm   E. 胸廓前后径的 1/3

41. 属于新生儿青紫窒息体征的为
    A. 口唇青紫、全身苍白   B. 肌张力消失   C. 喉反射存在
    D. 喘息样微弱呼吸   E. 心率 70 次/分

42. 某新生儿,借助产钳助产娩出后 1 分钟 Apgar 评分 3 分,此时应立即采取的措施为

A. 脐静脉注射5%碳酸氢钠　　　　B. 面罩吸氧

C. 气管插管吸出羊水和黏液　　　　D. 轻拍足底

E. 口对口呼吸

43. 以下新生儿复苏的措施**错误**的是

A. 断脐后立即行人工呼吸

B. 立即擦干新生儿体表的羊水、血迹以减少散热

C. 及时清理呼吸道

D. 酸中毒时可用5%的碳酸氢钠经脐静脉注入

E. 重度窒息儿,可给予面罩加压给氧或气管插管加压给氧

（谷春杰）

第十二章 产褥期并发症

【学习小结】

本章讲授的是产褥期并发症,共 3 小节。第一节产褥感染;第二节晚期产后出血;第三节产褥期抑郁症。

【重点难点解析】

第一节 产 褥 感 染

产褥期产妇全身各系统变化很大,特别是生殖系统发生急剧的变化,因为个体原因或护理不当,容易导致感染、出血、精神心理改变等病理状态。

产褥感染是指分娩、产褥期因生殖道受病原体感染引起的局部或全身的炎症性变化,发病率为 6% 。产褥病率是指分娩 24 小时以后的 10 日内,每日间隔 4 小时经口腔测量体温 4 次,2 次体温≥38℃。产褥病率大部分因产褥感染引起,少部因生殖道以外部位(呼吸道、乳腺、泌尿道等)的炎症引起。产褥感染是导致孕产妇死亡的四大原因之一。

（一）病因

1. 诱因。

2. 病原体。

（1）厌氧菌

1）厌氧类杆菌属:此类细菌有加速血液凝固的特点,能引起感染邻近部位的血栓性静脉炎。

2）厌氧性链球菌:以消化链球菌和消化球菌多见,存在于正常阴道中。若与大肠杆菌混合感染,阴道分泌物常发出异常恶臭气味。

（2）需氧菌

1）大肠杆菌属:大肠杆菌是感染性休克和菌血症最常见的病原菌。

2）葡萄球菌:主要病原体是金黄色葡萄球菌和表皮葡萄球菌,两者的致病有显著不同。金黄色葡萄球菌多为外源性感染,很容易引起严重的伤口感染,因能产生青霉素酶而对青霉素耐药。表皮葡萄球菌存在于阴道菌群内,引起的感染较轻。

3）需氧性链球菌:以 β-溶血性链球菌致病性最强,能产生外毒素与溶组织酶,使其致病力、毒力、播散能力增强,可引起严重感染。

3. 感染途径

（1）内源性感染:内源性感染更重要。孕妇生殖道病原体不仅可导致产褥感染,还可能导致流产、早产、胎膜早破、死胎等。

（2）外源性感染。

（二）病理

1. 急性外阴、阴道、宫颈炎　由于分娩时会阴部损伤或手术导致感染，以大肠杆菌和葡萄球菌感染为主。阴道与宫颈脓性分泌物增多，黏膜充血、溃疡。

2. 急性子宫内膜炎、子宫肌炎。

3. 急性盆腔结缔组织炎、急性输卵管炎　病原体沿子宫旁淋巴扩散，引起盆腔组织炎，若波及输卵管，形成输卵管炎。若侵及整个盆腔，可形成"冰冻骨盆"。

4. 急性盆腔腹膜炎、弥散性腹膜炎。

5. 血栓性静脉炎　炎症蔓延至盆腔内血管时，引起盆腔血栓性静脉炎，可累及子宫静脉、卵巢静脉、髂内静脉、髂总静脉及下腔静脉，病变多为单侧。下肢血栓性静脉炎多继发于盆腔静脉炎，病变多在股静脉、腘静脉及大隐静脉，下肢血液回流受阻，引起一侧下肢肿胀，皮肤发白，习惯称为"股白肿"。厌氧菌是常见的病原体。

6. 脓毒血症及败血症　感染的血栓脱落成为栓子进入血液循环，可引起脓毒血症，常常并发感染性休克和迁徙性脓肿。以肺脓肿最为常见，其次为肾脓肿（好发于左肾）以及脑脓肿，甚至发生肺栓塞而致死。若病原体大量进入血液循环并繁殖可形成败血症。

（三）临床表现

产褥期感染三大主要症状为发热、疼痛、异常恶露。

1. 急性外阴、阴道、宫颈炎　表现为局部疼痛、红肿、下坠感，坐位困难。

2. 急性子宫内膜炎、子宫肌炎　一般在产后 3~5 日发病，表现为下腹疼痛，恶露增多呈脓性，伴臭味，体温 >38℃，严重者可达 40℃，并伴有寒战、头痛等全身症状。检查发现子宫复旧缓慢，下腹压痛，宫底明显。白细胞增多，中性粒细胞明显增多。

3. 急性盆腔结缔组织炎、急性输卵管炎　多在产后 3~5 日发病，患者出现寒战、高热、腹胀及下腹剧痛伴肛门坠胀感，体征为子宫复旧不良，压痛明显，反跳痛，附件组织增厚或触及肿块。

4. 急性盆腔腹膜炎及弥散性腹膜炎　症状较重，出现全身中毒症状。

5. 血栓性静脉炎　多在产后 1~2 周发病，出现寒战、高热，持续数周或反复发作。下肢血栓性静脉炎时，出现弛张热，一侧下肢持续性疼痛，肿胀，皮肤发白，局部静脉压痛及硬索状。小腿深静脉栓塞时，出现腓肠肌及足底部疼痛和压痛。小腿浅静脉有血栓性静脉炎时，可出现水肿、压痛。

6. 脓毒血症、败血症　全身症状更为严重，可出现持续高热、寒战，体温达 40℃ 以上，可有神志不清、谵妄及昏迷等全身中毒症状，严重的革兰阴性杆菌（主要为大肠杆菌）感染常并发中毒性休克，抢救不及时将危及产妇生命。

（四）诊断

1. 病史　详细询问病史及分娩全过程。

2. 体格检查　仔细检查外阴、盆腔、腹腔及下肢，确定感染的部位和严重程度。

3. 辅助检查　通过 B 超、彩色超声多普勒、CT、磁共振成像等检测手段，能够对炎性包块、脓肿以及静脉血栓做出定位及定性诊断。

4. 确定病原体　病原体的确定对产褥感染诊断与治疗非常重要。

（五）治疗

1. 支持疗法。

2. 手术治疗　会阴伤口化脓，应提前拆除缝线并扩创引流。

3. 应用抗生素　抗生素的应用原则是早给药、剂量足、多途径、针对性强。

4. 血栓性静脉炎治疗　血栓性静脉炎时，应用大量抗生素的同时，可给予肝素钠、尿激酶。

5. 中毒性休克的治疗　在抗休克的同时积极处理感染灶，预防多脏器功能衰竭。

6. 中药治疗　中药治疗为清热解毒，活血化瘀。

第二节　晚期产后出血

晚期产后出血是指分娩结束 24 小时后，在产褥期内出现子宫大量流血，多发生在产后 1~2 周，也有迟至产后 2 个月左右发病。

（一）病因及病理

1. 部分胎盘、胎膜残留　是阴道分娩最常见的原因。

2. 蜕膜残留。

3. 胎盘附着面复原不全或感染。

4. 剖宫产术后子宫切口裂开。

5. 其他原因。

（二）临床表现

1. 部分胎盘、胎膜残留。

2. 蜕膜残留。

3. 子宫胎盘附着面感染或复旧不全。

4. 剖宫产术后子宫伤口裂开。

（三）诊断

1. 病史与体征。

2. 辅助检查。

（四）治疗

1. 药物治疗　少量或中等量阴道流血，应给予子宫收缩剂、广谱抗生素、支持疗法及中药治疗。出血量多时可给予低分子右旋糖酐或输新鲜全血。

2. 手术治疗　疑有胎盘、胎膜、蜕膜残留或胎盘附着部位复旧不全者，应在备血、静脉输液及准备手术的条件下行刮宫术。刮出物送病理检查以明确诊断。剖宫产术后少量阴道流血应住院，给予抗生素治疗并严密观察。阴道大量流血需积极抢救，必要时应开腹探查，若产妇无子女，组织坏死范围小，炎性反应轻，可选择清创缝合以及髂内动脉、子宫动脉结扎法止血。否则，宜行子宫全切术或低位子宫次全切除术。

第三节　产褥期抑郁症

产褥期抑郁症（PPD）是指女性在产褥期出现的抑郁症状，以哭泣、忧郁、烦闷为主，是产褥期非精神病性精神综合征中最常见的类型。通常在产后 2 周发病，产后 4~6 周症状明显,3~6个月自行恢复,一般不须治疗,因而易被人们所忽视。我国 PPD 的发病率为 3.8%~16.7%,但有 50% 的患者不被发现患病。部分产妇持续较长时间,并可诱发产后精神病。

（一）病因

（二）临床表现

1. 情绪改变。

2. 创造性思维受损。

3. 体重改变。

4. 自我评价降低。

5. 丧失兴趣。

（三）诊断

（四）预防

（五）治疗

治疗以预防为主,强调家人及社会的关怀及照顾。产褥期抑郁症预后良好,超过一半的患者 1 年内自愈,但再次妊娠的复发率为 50%,可能会影响下一代的认知能力。

1. 心理治疗。

2. 药物治疗。

【护考练习题】

1. 下列产褥期疾病属于产褥感染的是
   A. 急性膀胱炎　　　　　　B. 腹泻　　　　　　　C. 急性子宫内膜炎
   D. 上呼吸道感染　　　　　E. 急性乳腺炎

2. 引起产褥感染最常见的致病菌是
   A. 厌氧性链球菌　　　　　B. 溶血性链球菌　　　C. 葡萄球菌
   D. 大肠杆菌　　　　　　　E. 肺炎球菌

3. 赵女士,26 岁,产后 4 日,诉下腹隐痛,体温 38.5℃,宫体轻压痛,宫底平脐,恶露量多,且臭味明显,诊断是
   A. 子宫内膜炎　　　　　　B. 子宫肌炎　　　　　C. 盆腔结缔组织炎
   D. 急性输卵管炎　　　　　E. 急性腹膜炎

4. 产褥感染的诱因,**错误**的是
   A. 生殖系统自然防御能力降低　　　B. 产程延长
   C. 器械助产　　　　　　　　　　　D. 缩宫素的使用
   E. 产道损伤

5. 有关产褥感染的处理原则,**错误**的是
   A. 选用有效的抗生素　　　　　　　B. 改善全身一般情况
   C. 半卧位以利引流　　　　　　　　D. 禁用缩宫素,避免感染扩散
   E. 清除子宫残留物

6. 28 岁产妇,产后 8 日,发热,腹痛 5 日入院。体温 39.2℃,血压 100/60mmHg,急性痛苦面容,下腹压痛。妇科检查:子宫如妊娠 4 个月大,触痛明显,子宫左侧触及直径约 10cm 实性包块,压痛。本病诊断是
   A. 急性子宫内膜炎　　　　　　　　B. 急性子宫肌炎

    C. 急性盆腔结缔组织炎   D. 弥散性腹膜炎

    E. 急性宫颈炎

7. 晚期产后出血是指

    A. 分娩 24 小时后在产褥期内发生的子宫大量出血

    B. 胎儿娩出后 24 小时内子宫大量出血

    C. 胎盘娩出后 24 小时内子宫大量出血

    D. 分娩 12 小时内子宫大量出血

    E. 分娩 12 小时后在产褥期内发生的子宫大量出血

8. 晚期产后出血多发生在产后

    A. 24 小时   B. 48 小时   C. 1~2 周

    D. 2~3 周   E. 3~4 周

9. 晚期产后出血最常见的病因是

    A. 胎盘、胎膜残留   B. 蜕膜残留

    C. 剖宫产术后子宫伤口裂开   D. 感染

    E. 子宫胎盘附着部位复旧不全

10. 产妇,21 岁。产后 1 周出现寒战、弛张热,下肢持续性疼痛、水肿、皮肤发白。最有可能的诊断是

    A. 子宫内膜炎   B. 下肢血栓性静脉炎

    C. 急性盆腔结缔组织炎   D. 急性盆腔腹膜炎

    E. 急性宫颈炎

(杨高原)

附录　护考练习题参考答案

第 一 章

1. C	2. B	3. B	4. D	5. C	6. D	7. A	8. C	9. C	10. A
11. C	12. D	13. C	14. A	15. B	16. B	17. A	18. C	19. D	20. E
21. B	22. B	23. C	24. B	25. E	26. D	27. A	28. B	29. E	30. C
31. D	32. A	33. E	34. C	35. B					

第 二 章

1. B	2. A	3. B	4. E	5. E	6. C	7. B	8. B	9. E	10. C
11. B	12. E								

第 三 章

1. A	2. C	3. D	4. C	5. C	6. D	7. A	8. C	9. A	10. B
11. E	12. B	13. B	14. A	15. A	16. D	17. B	18. D	19. C	20. B
21. E									

第 四 章

1. C	2. D	3. C	4. D	5. D	6. A	7. A	8. C	9. A	10. A
11. C	12. D	13. E							

第 五 章

1. C	2. C	3. A	4. B	5. C	6. A	7. B	8. A	9. A	10. A
11. D	12. A	13. A	14. E	15. C	16. D	17. C	18. D	19. D	20. A
21. B	22. A	23. D	24. D	25. A	26. D	27. E	28. E	29. A	30. A
31. E	32. B	33. E	34. B	35. B	36. B	37. D	38. C	39. C	

第 六 章

1. C	2. A	3. C	4. E	5. B	6. A	7. E	8. E	9. A	10. C
11. B	12. C	13. B	14. C	15. D	16. B	17. D	18. C	19. B	20. A

21. D	22. B	23. D	24. D	25. B	26. C	27. C	28. B	29. C	30. E
31. C	32. A	33. D	34. D	35. B	36. B	37. D	38. A	39. B	40. E
41. D	42. B								

第 七 章

1. B	2. D	3. A	4. E	5. D	6. D	7. D	8. D	9. A	10. D
11. A	12. C	13. E	14. C	15. D	16. B	17. C	18. E	19. B	20. A
21. E	22. E	23. D	24. B	25. C	26. C	27. A	28. B	29. B	30. D

第 八 章

1. E	2. B	3. D	4. A	5. C	6. B	7. D	8. D	9. B	10. C
11. B	12. C	13. B	14. B	15. C	16. D	17. A	18. E	19. D	20. B
21. E	22. D	23. B	24. A	25. B	26. E	27. D	28. D	29. D	30. C
31. E	32. B	33. A	34. B	35. C	36. E	37. C	38. B	39. D	40. A
41. B	42. A	43. D	44. A	45. C	46. E	47. C	48. A	49. C	50. C
51. E	52. E	53. C	54. E	55. D	56. C	57. C	58. E	59. B	60. D
61. A	62. E	63. B	64. E	65. A	66. D	67. B	68. A	69. A	70. C
71. E	72. A	73. E	74. B						

第 九 章

1. B	2. D	3. C	4. C	5. E	6. B	7. D	8. A	9. E	10. D
11. D	12. B	13. E	14. E	15. A	16. B	17. C	18. E	19. D	20. E
21. C	22. D	23. B							

第 十 章

1. C	2. D	3. E	4. A	5. C	6. D	7. B	8. A	9. E	10. A
11. A	12. C	13. A	14. B	15. D	16. B	17. A	18. E	19. A	20. E
21. C	22. B	23. E	24. C	25. E	26. D	27. C	28. E	29. A	30. D
31. E	32. B	33. C	34. D	35. D	36. B	37. C	38. C	39. B	40. E

第十一章

1. E	2. C	3. B	4. D	5. E	6. B	7. D	8. E	9. A	10. A
11. E	12. C	13. D	14. E	15. C	16. B	17. B	18. B	19. D	20. E
21. D	22. A	23. A	24. A	25. D	26. B	27. A	28. C	29. C	30. E
31. A	32. C	33. D	34. D	35. E	36. E	37. B	38. C	39. C	40. E
41. C	42. C	43. A							

第十二章

| 1. C | 2. A | 3. B | 4. D | 5. D | 6. C | 7. A | 8. C | 9. A | 10. B |

28检